il PONTE di KIRA

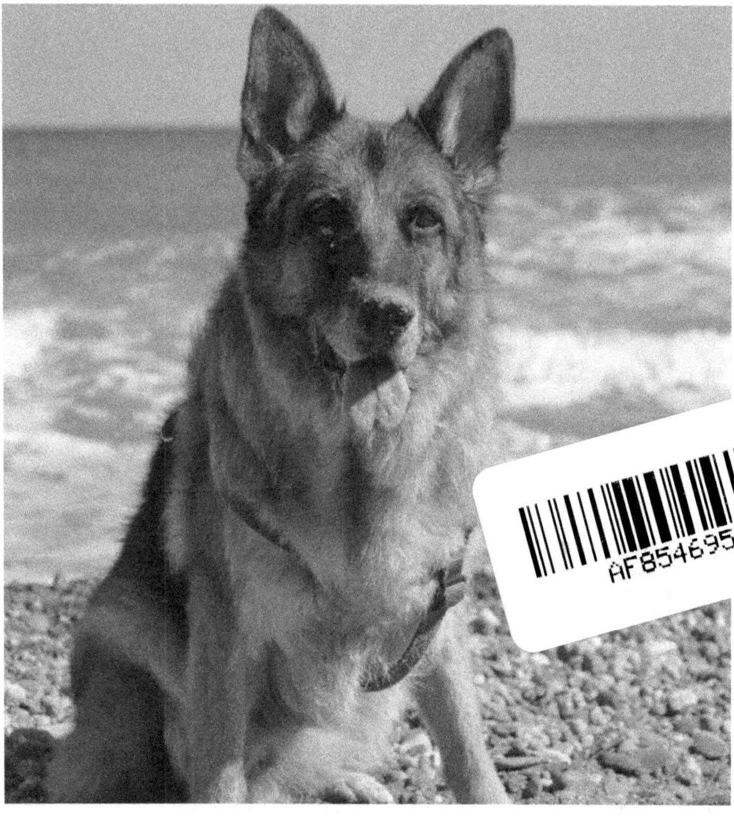

Come affrontare la perdita del tuo amico a quattro zampe e onorare il vostro legame

GIUSEPPE e KIRA

Facebook: "Il Ponte di Kira"

Prima edizione: 2025

Pubblicato tramite Amazon Kindle Direct Publishing

INDICE

Caro lettore,

Ti ringrazio di cuore per aver scelto di acquistare il mio libro.

Come segno di gratitudine, ho inserito un bonus speciale che potrai scaricare facilmente alla fine del libro. Questo contenuto extra è pensato per offrirti risorse utili che spero tu possa apprezzare.

Grazie ancora per il tuo supporto! Buona lettura e spero che il libro ti regali tante emozioni.

Con riconoscenza,
Giuseppe

Introduzione

Ci sono legami che non si possono spiegare con la logica, rapporti che sfidano il tempo e le distanze, connessioni che diventano parte della nostra identità più profonda... ed è per questo che la perdita di un animale domestico è un'esperienza tanto comune quanto spesso sottovalutata. Per molti di noi, un cane o un gatto non è semplicemente un animale da compagnia, ma un membro insostituibile della famiglia, una presenza costante che riempie le nostre giornate di amore, conforto e gioia.

Eppure, il dolore che accompagna la loro perdita viene spesso sminuito dalla società, considerato meno importante rispetto a quello provato per la scomparsa di una persona cara. Questo atteggiamento non fa che amplificare il senso di isolamento di chi soffre, rendendo ancora più difficile elaborare un lutto che, in molti casi, può rivelarsi devastante.

Il libro nasce proprio da un'esperienza personale, dalla scomparsa della nostra adorata Kira, una pastorella tedesca che ha condiviso con noi un legame unico e indimenticabile. Quando Kira se n'è andata, qualcosa dentro di me si è frantumato. E mentre cercavo di raccogliere i pezzi, mi sono reso conto di quanta solitudine circondi il dolore di chi perde un animale. Perché nessuno ti insegna come affrontarlo.

Kira era "solo un cane": era una compagna di vita, un'amica fedele e un membro a pieno titolo della famiglia. La sua dipartita ha lasciato un vuoto enorme nei nostri cuori, ma ci ha anche offerto l'opportunità di riflettere sul significato di un rapporto così speciale e sulla difficoltà di affrontare un dolore tanto profondo.

Con questo libro vorrei offrire un sostegno concreto a chi si trova a vivere il lutto per la perdita di un animale domestico. È un percorso che combina la nostra esperienza personale con riflessioni, strumenti utili e terapie per affrontare il dolore, il tutto supportato da approcci e consigli di esperti. L'obiettivo è di creare un luogo sicuro dove le emozioni possano essere accolte e vissute senza paura o giudizio. Perché il lutto, per quanto difficile, è un processo naturale che merita attenzione e rispetto.

Kira è stata colei che ha ispirato ogni singola parola di questo libro. Ogni capitolo è intriso della sua presenza, degli insegnamenti che ci ha dato e dei momenti meravigliosi che abbiamo condiviso. Kira mi ha lasciato tanto più di quanto potessi mai immaginare. E se c'è una cosa che ho capito in questo viaggio insieme a lei, è che *il dolore è l'eco dell'amore.* Per cui se anche tu oggi soffri così tanto, è perché hai vissuto qualcosa di meraviglioso. E forse il vero significato del libro è proprio questo: ricordarci che l'amore non si misura in anni, ma nell'intensità con cui lo abbiamo vissuto.

Non tutti avranno bisogno di questo libro allo stesso modo. Ognuno affronta il lutto con tempi e sensibilità diverse: c'è chi troverà conforto in ogni pagina, chi avrà bisogno solo di alcuni spunti e chi, forse, non sentirà la necessità di leggerlo. Ed è giusto così. Non esiste un'unica strada per elaborare una perdita, e ognuno deve scegliere il percorso che sente più vicino al proprio cuore.

Per ottenere il massimo da questa lettura, ti invito ad approcciarti al racconto con una mente aperta e un cuore sincero. Questo manuale è stato scritto con passione, per guidarti non solo attraverso concetti, ma anche attraverso emozioni genuine. Io sarò al tuo fianco lungo questo difficile cammino.

Con il giusto supporto e il tempo necessario, sono certo che troverai la forza per andare avanti, mantenendo vivo il ricordo del tuo compagno speciale e onorandolo con tutto l'amore che hai dentro. E ricorda: il tuo dolore è la prova di un amore che non conosce confini.

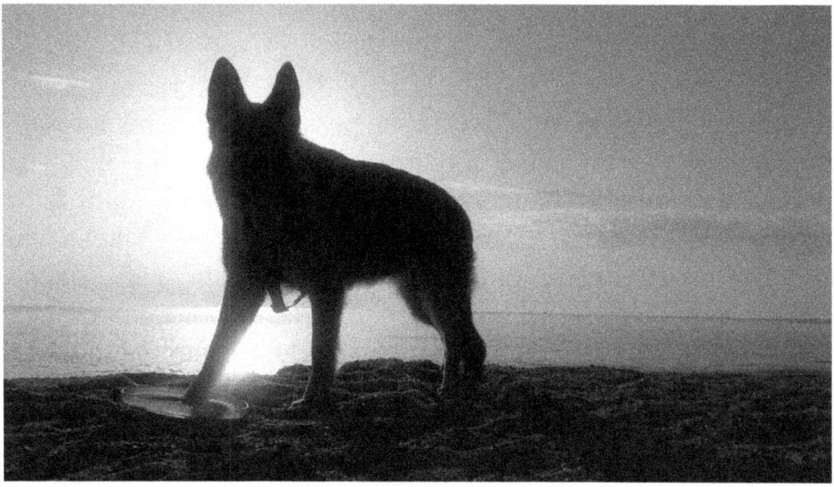

LA RELAZIONE TRA UOMO E CANE

Uno sguardo tra passato e presente

Per capire perché la perdita di un cane possa essere così dolorosa, è utile fare un piccolo passo indietro e osservare come il nostro rapporto sia cambiato nel corso del tempo. Non molti anni fa, la relazione tra l'uomo e il cane era ben diversa da quella che conosciamo oggi. I cani erano spesso relegati a un ruolo pratico, considerati più strumenti di lavoro che veri compagni di vita. Vivevano all'aperto, legati a una catena, e il loro compito era quello di sorvegliare la casa o il bestiame, senza troppe attenzioni o momenti di condivisione. L'affetto, quell'intimità che oggi diamo quasi per scontata, era un lusso che pochi concedevano loro.

Ma il tempo passa, le cose cambiano e il nostro modo di vedere i cani si è evoluto. Oggi sappiamo che sono molto più di semplici guardiani, sono esseri senzienti capaci di emozioni profonde, di legami autentici, di comprendere il nostro umore meglio di chiunque altro. E non è solo il nostro cuore a dirlo, ma anche la legge: non è più accettabile tenere un cane legato fuori tutto il giorno o privarlo della compagnia e delle attenzioni di cui ha bisogno. È cambiato il nostro sguardo su di loro, ed è cambiato anche il mondo intorno a noi. Oggi i cani fanno parte della famiglia a tutti gli effetti. Dormono al nostro fianco, ci seguono ovunque andiamo: nei parchi, in vacanza, persino nei negozi.

La società si è adattata a questa nuova realtà: ormai esistono hotel, ristoranti e luoghi pubblici sempre più pet-friendly, perché non possiamo più immaginare la nostra vita senza di loro. Quando organizziamo un viaggio, non pensiamo più solo a dove andare, ma anche a come rendere felice il nostro amico a quattro zampe.

Perfino la cura e il benessere del cane hanno subito un'evoluzione significativa. Le moderne pratiche veterinarie non si limitano più a curare malattie, ma si concentrano pure sulla prevenzione, sull'alimentazione equilibrata, sull'esercizio fisico e sulla stimolazione mentale. Questo approccio più olistico ha migliorato significativamente la qualità della vita dei nostri amici pelosi, consentendo loro di vivere più a lungo e in salute.

Recentemente, il settore dedicato al comportamento e all'educazione cinofila ha conosciuto una notevole espansione, riflettendo una crescente consapevolezza dell'importanza di instaurare relazioni armoniose tra proprietari e cani. Questo sviluppo ha portato alla nascita di una pluralità di figure professionali, ciascuna con competenze specifiche e metodologie distintive, ma tutte accomunate dallo stesso obiettivo: migliorare la relazione e la convivenza tra cane e proprietario. Tra queste ricordiamo gli educatori cinofili, gli addestratori, gli istruttori e i veterinari comportamentalisti.

Anche il mondo dei servizi per i cani si è evoluto. Il dog-sitting, ad esempio, è diventato un supporto essenziale per chi ha impegni di lavoro o di altro genere che non gli permettono di essere sempre presente. Le pensioni per cani si sono adattate alle diverse esigenze: ci sono strutture più tradizionali con spazi ampi e attività di gruppo, altre più intime e personalizzate, pensate per cani più timidi o anziani, fino ad arrivare a veri e propri hotel di lusso per cani. Non mancano poi i servizi di toelettatura, che oggi vanno ben oltre la semplice estetica: mantenere il cane pulito e in salute è fondamentale, soprattutto per chi vive in città. Questa trasformazione del rapporto tra uomo e cane spiega perché la loro perdita sia così difficile da affrontare. Non si tratta solo di dire addio a un animale, ma a un compagno di vita che ha condiviso momenti importanti, fatto parte delle nostre giornate e contribuito al nostro benessere emotivo. Vivere con un cane significa costruire una routine insieme, adattarsi ai suoi bisogni e farlo diventare parte integrante del nostro quotidiano. Per questo, quando non c'è più, è inevitabile sentire un grande vuoto. Sebbene oggi ci siano più strumenti e risorse per prenderci cura di loro nel miglior modo possibile, resta fondamentale un'adeguata consapevolezza da parte di chi decide di accogliere un cane nella propria vita. Adottare un cane significa essere pronti a dedicargli tempo, attenzione e cura, tenendo sempre a mente che ogni animale ha esigenze diverse e richiede impegno costante.

In un mondo sempre più frenetico e spesso alienante, i cani rappresentano un'ancora di autenticità e stabilità. Offrono una forma di compagnia che non conosce giudizio o condizioni, diventando non solo parte delle nostre abitudini, ma anche un rifugio emotivo. Questa variazione nella percezione del loro ruolo, unita alla maggiore consapevolezza del loro valore come individui che provano emozioni, spiega perché il nostro legame con loro sia così speciale.

UN ACQUISTO INCONSAPEVOLE

Era un periodo particolarmente difficile per me e mia moglie Valentina, in cui la vita sembrava averci tolto ogni entusiasmo. Ci trovavamo a fare i conti con delusioni lavorative che si accumulavano una dopo l'altra, lasciandoci un senso di vuoto difficile da colmare. Le giornate scorrevano lente, tutte uguali, senza quella leggerezza che un tempo ci apparteneva. Ci sentivamo smarriti, quasi intrappolati in una routine priva di colore. Era evidente che avevamo bisogno di qualcosa che riportasse un po' di luce nelle nostre vite, di una scintilla capace di ridarci quell'energia che sembrava ormai un lontano ricordo.

Entrambi eravamo cresciuti con cani accanto a noi, e sapevamo bene quanto la loro presenza potesse riempire le giornate di amore e complicità. Non ci illudevamo che un amico a quattro zampe potesse risolvere i nostri problemi, ma eravamo certi che avrebbe potuto restituirci quella serenità fatta di piccole cose, di gesti semplici ma autentici.

Tra le tante razze che avevano accompagnato la nostra infanzia, ce n'era una che ci aveva sempre affascinato ma che non avevamo mai avuto: il Pastore tedesco. La sua intelligenza, la sua fedeltà e la sua bellezza ci avevano sempre colpiti, e forse era arrivato il momento giusto per accoglierne uno nella nostra famiglia.

Dopo settimane di ricerche, trovammo un annuncio che catturò la nostra attenzione. Un negozio nelle vicinanze vendeva una cucciola di quella razza, e senza pensarci troppo decidemmo di andare a vedere. Ricordo ancora quel viaggio in macchina: un misto di ansia ed eccitazione ci accompagnò lungo il tragitto. Ci aggrappavamo alla speranza che quella cucciola potesse essere la chiave per guardare oltre le delusioni e riempire le nostre giornate di nuova energia.

Quando arrivammo al negozio la realtà fu ben diversa dalle nostre aspettative e l'entusiasmo iniziale lasciò rapidamente spazio a una sensazione di malessere. La cucciola che tanto avevamo sognato era lì, ma lo scenario che ci trovammo davanti non era quello che avevamo immaginato. Era rinchiusa in una gabbietta, circondata da giornali sporchi che servivano ad assorbire i suoi bisogni, ma che in realtà creavano un ambiente malsano e trascurato. L'aria era pesante, impregnata di odori forti e poco piacevoli. Lei, una cucciola nera come la notte, con due orecchie enormi, sproporzionate rispetto al suo corpicino, sembrava più un'asinella che un cane. Si muoveva freneticamente, con la coda lunga che si agitava nervosa nello spazio ristretto, mentre la pancia gonfia le conferiva un'aria buffa e tenera al tempo stesso. Gli occhi, però, raccontavano una storia diversa. C'era qualcosa di intenso e profondo nel suo sguardo, qualcosa che ci colpì dritto al cuore. Io e Valentina ci guardammo per un attimo senza parlare. In quel silenzio, ognuno di noi sapeva cosa l'altro stesse pensando. Sapevamo che dietro quell'aspetto buffo e quella voglia di libertà c'era una creatura bisognosa di cure, di amore, di una casa vera.

Valentina si avvicinò alla gabbia e la cucciola, come se avesse capito, appoggiò il muso alle sbarre. In quel momento fu chiaro che, nonostante tutte le incertezze, quella piccola creatura aveva già conquistato un posto nei nostri cuori. E così, mossi forse più dalla compassione che dalla razionalità, decidemmo di acquistarla. Le condizioni in cui si trovava non ci fermarono, anzi, ci diedero una motivazione in più: volevamo darle una nuova vita, lontana da quelle sbarre, da quella solitudine forzata. Dopo alcune domande al negoziante, che rispose con una freddezza quasi irritante, capimmo che per lui quella cucciola non era altro che merce da vendere. Non ci diede particolari informazioni su di lei, sulla sua provenienza o sul suo stato di salute, solo un prezzo e qualche dettaglio generico su alimentazione e vaccinazioni. Quel distacco ci fece sentire ancora più convinti della nostra scelta: meritava di essere trattata con rispetto, non come un oggetto da esporre in vetrina. E così, senza pensarci troppo, la portammo via con noi.

Solo con il tempo ci rendemmo conto che quello fu l'acquisto più inconsapevole, incosciente e al tempo stesso straordinario della nostra vita.

Durante il viaggio di ritorno, si alternarono una miriade di emozioni contrastanti. Da un lato eravamo dispiaciuti per le condizioni in cui l'avevamo trovata; dall'altro eravamo incredibilmente felici all'idea di averla finalmente allontanata da quella situazione.

Kira, così la chiamammo, entrò dunque nelle nostre vite; sapevamo di aver fatto la scelta giusta, anche se ancora non potevamo immaginare quanto sarebbe diventata importante per noi.

Arrivati a casa, però, ci rendemmo conto che la situazione era più complicata di quanto avessimo pensato. L'agitazione di Kira non era dovuta al carattere, allo stress o alla voglia di libertà, ma a una massiccia infestazione di pulci che le causava un prurito insopportabile e una dermatite diffusa su tutto il corpo. Per questo motivo fummo costretti a lasciarla in un ampio balcone (coperto dal balcone dell'appartamento sopra il nostro) con tutto ciò di cui aveva bisogno, in attesa che l'antiparassitario facesse effetto e debellasse tutte le pulci. Ci vollero tre lunghi giorni per eliminarle, e sembrarono infiniti. Ogni volta che, finito di accudirla e aver giocato con lei, rientravamo in casa e la guardavamo attraverso il vetro, sentivamo di tradire la sua fiducia. I sensi di colpa erano pesanti, ma sapevamo che era l'unica cosa giusta da fare. Nel frattempo, decidemmo di ripetere tutta la profilassi sanitaria, nonostante il disonesto negoziante ci avesse garantito che aveva già fatto i primi due vaccini e la sverminazione. Il nostro veterinario però confermò che il gonfiore della sua pancia era causato dalla presenza di vermi.

Dopo aver completato le cure necessarie ed eliminato i parassiti, scoprimmo la vera Kira: non era la cucciola agitata che pensavamo di aver adottato; era invece una cagnolina dolce, allegra, affettuosa e incredibilmente intelligente. Fu così che iniziò la nostra avventura con Kira, una compagna che avrebbe cambiato per sempre le nostre vite.

LA NOSTRA VITA INSIEME

Quando finalmente riuscimmo a liberarci di tutti i parassiti, Kira poté entrare ufficialmente in casa. Ad aspettarla c'era Tigro, il nostro micio Europeo bianco e grigio, un signor gatto di sette anni con i suoi bei nove chili di pura regalità, un bel panzone. Lui era il padrone indiscusso della casa, abituato ai suoi spazi e ai suoi ritmi, mentre lei era una cucciola di Pastore tedesco di neanche due mesi, piena di vita ed energia, che non faceva altro che inseguirlo ovunque, rubargli il cibo dalla ciotola e saltargli addosso con la grazia di un piccolo rinoceronte. Tigro, con la calma e la pazienza di chi sa di avere tutto sotto controllo, non si lasciava certo impressionare. Quando Kira esagerava con le sue incursioni, sapeva come rimetterla in riga: una zampata ben assestata sul muso o uno sguardo severo erano più che sufficienti per farle capire chi comandava. A volte, invece, preferiva una strategia più pratica: rifugiarsi in alto, nei posti inaccessibili, lasciando la piccola scalmanata a terra a guaire di frustrazione.

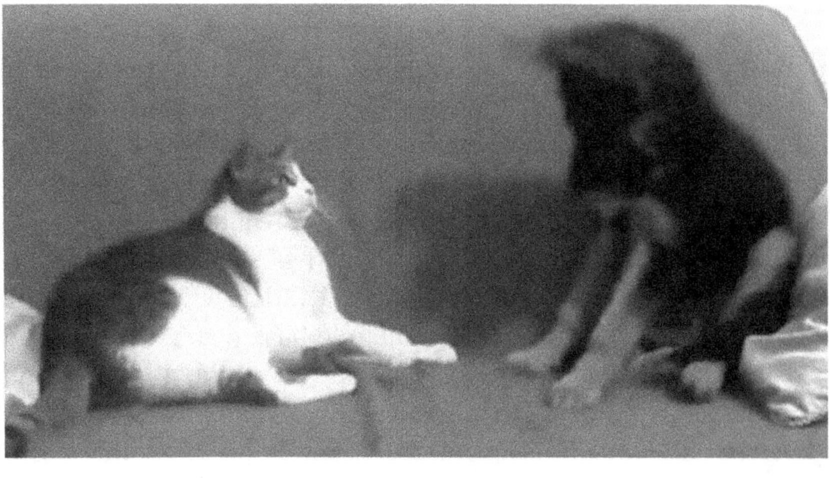

Con il tempo, però, impararono a convivere in un equilibrio perfetto, fatto di momenti di tregua e attimi di pura follia. Tigro aveva il suo modo tutto felino di insegnare il rispetto, e Kira, nonostante la sua esuberanza, capì presto che c'erano confini da non superare.

Kira e Tigro

E mentre Tigro le insegnava le regole della casa, noi provvedevamo a insegnarle il resto. Infatti, fin dal primo giorno in cui Kira entrò in casa, mi occupai della sua educazione. Volevo che crescesse equilibrata e serena e che fosse in grado di interagire con il mondo che la circondava nel modo migliore possibile e nel rispetto di tutti. Così, senza perdere tempo, iniziai a informarmi per conto mio, leggendo libri, consultando articoli online e guardando video di educazione cinofila. Ogni informazione diventava uno spunto prezioso per impostare un percorso educativo che fosse efficace, ma che rispettasse anche la sua età e la sua indole vivace e curiosa. Decisi fin da subito di adottare un metodo basato su gioco e premi, sarebbero stati i miei migliori alleati. Con bocconcini gustosi e tanti incoraggiamenti, Kira apprese velocemente i comandi base. La vidi rispondere alle mie indicazioni in poco tempo (non mi è mai piaciuto il termine comandi, lo utilizzo solo per praticità).

Sedersi su richiesta, restare ferma o tornare al richiamo diventarono azioni quasi naturali per lei. Ogni sessione di addestramento si trasformava in un momento di complicità e divertimento, rafforzando il nostro legame e rendendo l'apprendimento un'esperienza positiva per entrambi. Ovviamente, non mancarono gli ostacoli: a volte la sua energia sembrava prendere il sopravvento, rendendola impaziente e distratta, altre volte la sua curiosità la portava a esplorare piuttosto che ascoltare. Ma con pazienza e coerenza ho imparato a rispettare i suoi tempi, a trovare il giusto equilibrio tra disciplina e divertimento e a rendere l'educazione un processo fluido e gratificante. Ogni piccolo progresso di Kira era una soddisfazione immensa. Vederla rispondere alle mie indicazioni con entusiasmo e fiducia mi fece riflettere su quanto fosse importante dedicare tempo e costanza alla sua crescita. Più imparava, più la nostra relazione si consolidava, basandosi su rispetto reciproco e comprensione.

Kira 14 settimane

Tutto sembrava procedere per il meglio: le giornate scorrevano tra momenti di apprendimento e spensieratezza, e Kira era sempre più parte della nostra quotidianità, arricchendola con la sua presenza vivace e affettuosa. Eravamo felici di vederla crescere, e con lei cresceva anche il nostro legame. Tuttavia, la vita ha un modo tutto suo di rimescolare le carte, e proprio quando pensavamo di aver trovato un nuovo equilibrio, ci trovammo ad affrontare una prova inaspettata e dolorosa. Le cose sembravano finalmente aver trovato un loro ritmo, ma un male improvviso e fulminante ci portò via Tigro in pochi giorni. Fu un colpo durissimo. Non ebbi nemmeno la forza di occuparmi della sua sepoltura, dovetti lasciare questo compito a un caro amico. La sua assenza pesava, non solo su di noi, ma anche su Kira, che per giorni continuò a cercarlo nei suoi angoli preferiti.

Trascorso un po' di tempo, decidemmo di cercare una nuova compagnia per Kira, qualcuno che potesse arricchire le sue giornate di gioco e allegria. Dopo varie ricerche trovammo Lilla, una cucciola di Lagotto romagnolo tutta bianca di quattro mesi, scartata da un tartufaio perché, a detta sua, il suo naso non funzionava bene.

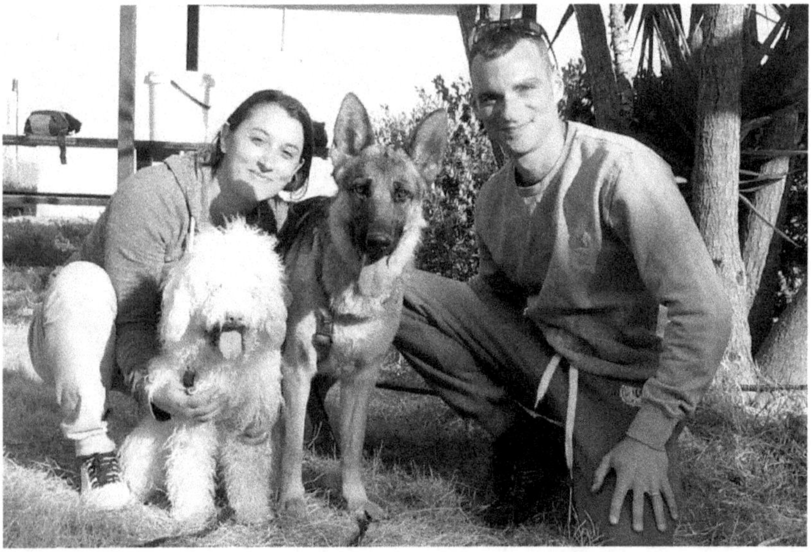

Lilla portò una ventata di freschezza nella nostra vita. Appena mise zampa in casa, Kira l'accolse con l'entusiasmo di chi non vedeva l'ora di avere una nuova complice nelle sue avventure. Lilla, più timida e diffidente, impiegò un po' di tempo ad abituarsi. Veniva da un ambiente esterno e inizialmente trovò un po' difficile adattarsi alla vita tra le mura domestiche, ma con pazienza e l'aiuto di Kira familiarizzò velocemente con gli ambienti di casa. Kira prese subito il ruolo di "sorella maggiore", guidandola alla scoperta del giardino, dei giochi e delle dinamiche di casa. Era commovente vedere come cercasse di insegnarle tutto, mostrandole pazientemente come comportarsi, mentre Lilla la seguiva con ammirazione, cercando di imitarla in ogni suo movimento. Vederle correre fianco a fianco, condividere giochi e momenti di complicità, ci regalava una gioia semplice ma profonda.

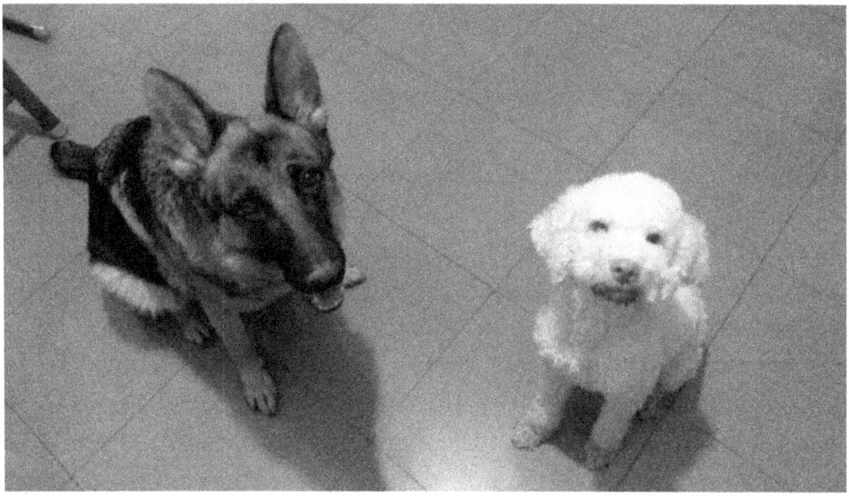

Il legame tra Kira e Lilla cresceva giorno dopo giorno, ed era impossibile non lasciarsi coinvolgere dalla loro energia travolgente. Nonostante il dolore per la perdita di Tigro non fosse ancora passato, la loro presenza aveva portato nelle nostre giornate una nuova armonia, fatta di routine, piccoli progressi e tante risate.

Con il tempo, osservandole, ci trovammo a riflettere su quanto avessero influenzato il nostro modo di vivere. Eravamo due giovani laureati finiti (come tanti altri ragazzi) a svolgere lavori ben lontani dai loro percorsi di studio. Tra stipendi insoddisfacenti, ambienti poco stimolanti e idee che finivano nel vuoto o sprecate con le persone sbagliate, ci sentivamo come intrappolati in una realtà che non ci apparteneva. Così, tra una passeggiata e un momento di gioco con le nostre cagnoline, iniziò a farsi strada un pensiero: perché non trasformare la nostra passione in qualcosa di concreto? Perché non provare a costruire un futuro che parlasse davvero di noi e di ciò che amavamo? Fu così che decidemmo di dare una svolta alla nostra vita. Io mi iscrissi a quello che ritenevo essere il miglior corso per diventare educatore cinofilo, mentre Valentina scelse la strada della toelettatura, frequentando un corso di formazione altamente qualificato. Volevamo immergerci in un mondo che sentivamo nostro, fatto di rispetto e cura per gli animali, consapevoli che sarebbe stata una sfida non da poco.

Gli inizi non furono facili. Le trasferte per raggiungere la scuola di formazione erano lunghe e impegnative, ma l'entusiasmo e la determinazione di Kira, che mi accompagnava in ogni passo, rendevano tutto più sostenibile. Insieme affrontammo il primo livello del corso con impegno e dedizione, e raggiungere quell'obiettivo fu una soddisfazione enorme. Tuttavia, andando avanti, durante il secondo livello, mi resi conto che il ruolo dell'educatore cinofilo non era esattamente ciò che avevo immaginato. Mi piaceva l'idea di aiutare i proprietari a comprendere meglio i loro cani, ma non riuscivo ad accettare la visione di chi vedeva il proprio amico a quattro zampe come un semplice esecutore di comandi, anziché come un compagno di vita da rispettare e valorizzare per la sua unicità. Realizzare che quella strada non era la mia non fu semplice, ma fu una presa di coscienza necessaria. Nonostante ciò, l'esperienza mi aveva lasciato molto: un nuovo modo di guardare Kira e Lilla, di interpretare il loro comportamento, di rafforzare quel rapporto speciale che ci univa.

Valentina, invece, trovò nella toelettatura la sua strada ideale. Ogni giorno che passava affinava la sua tecnica e sviluppava un'empatia naturale con ogni cane che le veniva affidato. Era bello vedere come la sua passione crescesse insieme alle sue competenze, e questo ci spronava a credere ancora di più nel nostro progetto.

Quel periodo fu un mix di tentativi, scoperte e adattamenti, ma ci insegnò una cosa fondamentale: non è mai troppo tardi per reinventarsi e cercare una strada che sia più vicina ai propri valori. E, in tutto questo, Kira e Lilla furono le nostre migliori alleate, testimoni, ispiratrici e promotrici di un cambiamento che non avremmo mai immaginato di intraprendere se non le avessimo conosciute.

Valentina portò a termine con successo il suo percorso per diventare toelettatrice, un traguardo importante che ci spinse a compiere un passo decisivo: aprire insieme la nostra attività. Nacque così *Zampamica*, una toelettatura con annesso negozio per la vendita di mangimi e accessori per animali. L'entusiasmo era tanto, ma anche la consapevolezza che ci aspettava un lavoro impegnativo e pieno di sfide.

Zampamica

Col tempo, resomi conto che il percorso da educatore cinofilo non era la direzione che volevo seguire, decisi di dedicarmi completamente alla toelettatura, utilizzando le competenze acquisite nel corso da educatore per rendere ogni esperienza meno stressante e più positiva per i cani dei nostri clienti. Parallelamente continuavamo a gestire la pensione casalinga per cani, un progetto nato prima ancora dell'apertura del negozio. La nostra idea era semplice ma rivoluzionaria: nessuna gabbia, nessun box, solo libertà e condivisione degli spazi della casa e del giardino. Volevamo offrire un ambiente sereno e familiare, dove ogni cane potesse sentirsi come a casa propria.

Ben presto diventammo un punto di riferimento nella nostra zona. Oltre ai servizi di toelettatura, molti clienti ci affidavano i loro cani per brevi soggiorni, certi di lasciarli in un ambiente sicuro e accogliente. Kira si rivelò la nostra risorsa più preziosa, il nostro braccio destro nella gestione della pensione. La sua capacità di relazionarsi con gli altri cani era sorprendente: riusciva a calmare i più agitati, a dare sicurezza ai più timidi, a ingaggiare ed essere ingaggiata nel gioco e a mantenere l'armonia tra gli ospiti della pensione. Con il suo atteggiamento equilibrato, pacato e positivo, diventò una figura carismatica per gli altri cani, mostrando loro le regole della convivenza negli ambienti della casa. Con i cani più esuberanti sapeva farsi rispettare senza mai essere aggressiva: uno sguardo fermo, una postura decisa o, quando necessario, un lieve ringhio bastavano a ristabilire l'ordine.

Kira era una custode delle regole, una sorta di guardiana dell'ordine domestico. Non perché glielo avessimo insegnato o imposto, ma perché lei stessa si prendeva la responsabilità di farle rispettare, soprattutto quando c'erano ospiti a quattro zampe nella nostra pensione casalinga. Era una questione di coerenza: se lei seguiva certe regole, non trovava giusto che altri potessero infrangerle. Così, quando qualche cane ospite provava a portare nella nostra casa abitudini che altrove erano tollerate – come saltare addosso alle persone, infilare il muso nel frigorifero, saltare sui fornelli mentre cucinavamo o tentare di rubare il cibo da tavola – Kira prendeva in "zampa" la situazione. Non era aggressiva, ma interveniva con una presenza ferma, gestendo i luoghi più "sensibili", quelli legati alle nostre risorse alimentari.

Aveva un'intelligenza sociale straordinaria, sapeva perfettamente che non tutti gli ospiti erano uguali. Con alcuni bastava una semplice occhiata per farli desistere, con altri doveva essere più decisa. E con i più recidivi, quelli che proprio non accettavano il messaggio, il suo intervento diventava più diretto, sempre senza esagerare, ma con quella fermezza necessaria a farsi rispettare.

la Pensione

La cosa affascinante era che non serbava mai rancore. Una volta che l'ospite aveva capito la regola, era come se il richiamo non fosse mai avvenuto. Non c'erano strascichi, non c'era tensione. Tutto tornava alla normalità, con la stessa naturalezza con cui lei viveva ogni momento.

E proprio in questo, Kira e i cani in generale mi hanno insegnato un'altra grande lezione: non serve rimanere arrabbiati troppo a lungo. I cani non si soffermano su ciò che è stato, non portano rancore, non si aggrappano ai torti subiti, le loro reazioni sono momentanee, dopo pochi secondi tutto è già passato, senza rimuginare. Per loro, il passato non ha il potere di avvelenare il presente. Noi esseri umani, invece, tendiamo a fare il contrario: siamo spesso prigionieri del rancore, ci portiamo dietro rabbia, delusione, frustrazione, trasformandoli in pensieri che inquinano la mente. Ci rimuginiamo sopra, li analizziamo, li facciamo sedimentare dentro di noi fino a renderli più grandi di quello che sono. I cani ci dimostrano ogni giorno quanto sia inutile tutto questo. Lasciano andare la rabbia senza trattenerla, senza trasformarla in un muro invalicabile. È una lezione semplice ma importante: la rabbia è naturale, ma rimanerci incastrati dentro è una scelta. E, a volte, basterebbe un respiro profondo, un gesto d'affetto, un attimo di consapevolezza per rendere la vita più leggera. Esattamente come fanno loro.

Durante le passeggiate, se incrociavamo cani troppo insistenti o aggressivi, lei si allontanava con tranquillità, dimostrando una maturità che invidiavo persino io. Aveva imparato che non valeva la pena sprecare energie in inutili conflitti, preferendo sempre la via della calma e della diplomazia. Con le persone, invece, era una vera maestra di gentilezza. Affettuosa e paziente con i bambini, rispettosa con gli anziani, sapeva farsi amare da chiunque. Persino chi aveva paura dei cani finiva per fidarsi di lei, conquistato dalla dolcezza del suo sguardo.

Col passare del tempo, il lavoro in toelettatura aumentò e ci trovammo a dover prendere una decisione difficile: sospendere la pensione casalinga. Non volevamo trascurare Kira, ormai adulta, né sovraccaricarla di responsabilità che avrebbero potuto stressarla troppo. Fu una scelta ponderata ma necessaria, per dedicarci al meglio alle nostre nuove sfide professionali.

Per ritagliare del tempo solo per noi in estate, ci svegliavamo alle prime luci dell'alba per andare al mare. Kira e Lilla adoravano quelle uscite mattutine: tuffi nelle onde, corse sfrenate sulla sabbia e buche così profonde da sembrare scavi archeologici.

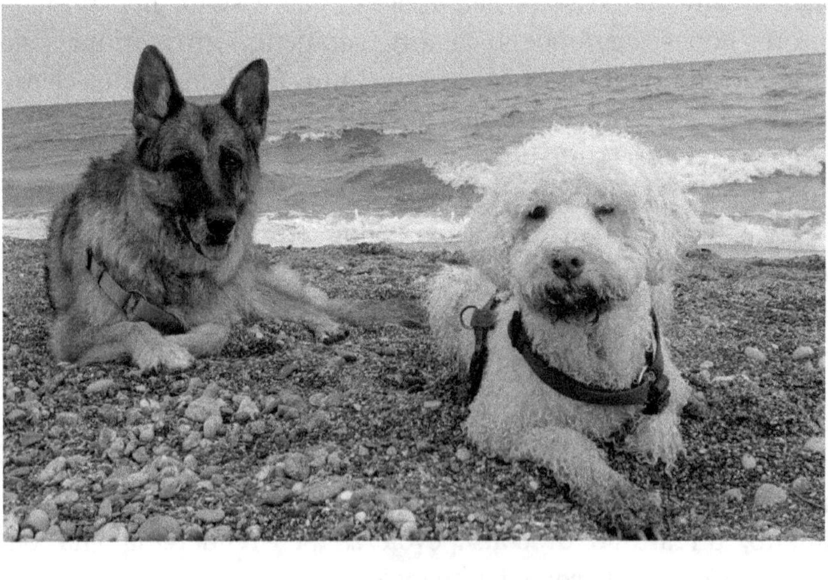

Erano momenti solo nostri, preziosi e irripetibili, che rendevano le lunghe giornate in toelettatura più leggere.

la Spiaggia

La sera, nonostante la stanchezza, uscivo di nuovo con loro. Erano la mia valvola di sfogo, la mia terapia, la mia cura. Osservavo la loro allegria, lasciandomi alle spalle la fatica del lavoro. Bastava guardarle per capire che la felicità risiedeva nelle cose semplici, nei piccoli gesti quotidiani che troppo spesso diamo per scontati. Mi bastava rientrare a casa e trovare quelle due code scodinzolanti pronte ad accogliermi sempre con la stessa contentezza coinvolgente per allontanare dalla mente i pensieri inutili della giornata.

RESILIENZA E AMORE

Gli anni passavano e intorno al settimo anno di età Kira iniziò a manifestare i primi segnali di un problema che ci avrebbe accompagnato per sempre: la displasia. Una forma così avanzata da compromettere non solo le zampe posteriori, ma anche la schiena, rendendole sempre più difficile muoversi con la naturalezza e l'agilità di un tempo. I veterinari ci misero davanti a una dura realtà: presto sarebbe potuto diventare necessario un carrellino per aiutarla a spostarsi in autonomia. Fu un duro colpo da accettare, ma ci rimboccammo le maniche, determinati a offrirle la migliore qualità di vita possibile.

Questa esperienza ci fece riflettere profondamente sull'importanza di conoscere la provenienza dei cani. Quando scegliamo di accogliere un amico a quattro zampe nelle nostre vite, è essenziale farlo con consapevolezza. Per questo consigliamo sempre di evitare negozi (grave errore che abbiamo commesso anche noi) o allevamenti "casalinghi" o improvvisati, preferendo allevatori seri e certificati, oppure, ancora meglio, optando per l'adozione da canili, rifugi o da associazioni animaliste. In ogni caso, un periodo di pre-affido con il supporto di un educatore cinofilo potrebbe fare la differenza, permettendo di valutare la compatibilità tra il cane e la famiglia e garantendo un inserimento sereno e consapevole per entrambe le parti. Infatti Kira ci aveva insegnato che dietro ogni cucciolo c'è una storia, e che le scelte fatte all'inizio possono influenzare tutta la loro vita futura.

Per alleviare le sue difficoltà motorie iniziammo subito una terapia che l'accompagnò per il resto della vita. Una cura costosa ma necessaria, che le permise di mantenere una buona mobilità, anche se con qualche compromesso. Salire le scale, per esempio, era diventato impossibile, così la prendevo in braccio ogni volta che c'era una rampa da affrontare. Si era trasformato in un nostro piccolo rituale: lei si fermava davanti alle scale, mi guardava con quello sguardo di superiorità e si lasciava sollevare senza opporsi, con una fierezza che sembrava dirmi: "Okay, oggi mi aiuti tu, ma domani ce la farò da sola!"

Quella sua determinazione ci faceva sorridere, perché Kira non ha mai perso il suo spirito indipendente, nemmeno nei momenti più difficili. Amavo quel suo caratterino orgoglioso! Anche entrare in macchina era diventata un'impresa. Non riuscendo più a saltare nel baule come un tempo, si posizionava accanto a me con la solita aria risoluta, mettendosi di lato e aspettando che la sollevassi con delicatezza.

Per facilitarle la vita in casa decidemmo di intervenire sugli ambienti che frequentava di più. La scala che collegava la nostra camera da letto al giardino fu sostituita con una rampa antiscivolo, permettendole di muoversi liberamente e di godersi il prato ogni volta che ne aveva voglia, senza dover dipendere da noi. Ogni piccolo accorgimento era un modo per restituirle un po' di autonomia e garantirle la vita più serena possibile.

Fortunatamente, tra i sette e i dieci anni la sua condizione rimase stabile. Certo, non era più la cucciola scatenata di un tempo, ma continuava ad affrontare ogni giornata con forza e dignità. Kira ci ricordava, giorno dopo giorno, che la resilienza non è solo una parola, ma un modo di vivere. La sua capacità di affrontare le sfide senza mai perdere la serenità ci ispirava profondamente, insegnandoci che nella vita ci saranno sempre delle difficoltà, ma siamo noi che decidiamo lo spirito con cui affrontarle.

Anche Lilla sembrava aver percepito il cambiamento delle condizioni di salute della sua amica. Nonostante il suo carattere vivace, aveva iniziato a comportarsi in modo più attento e protettivo nei confronti di Kira.

Quando uscivamo insieme, la osservava con discrezione, come se volesse essere certa che tutto andasse bene e in casa, spesso si accucciava in silenzio accanto a lei.

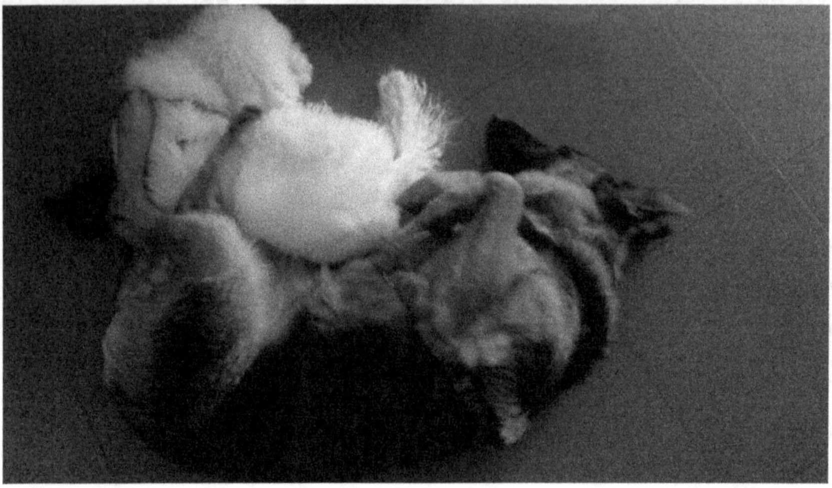

LE VACANZE

Per molti anni, le nostre vacanze sono state un viaggio senza confini, un'esplorazione continua alla scoperta di nuove città e paesaggi. Attraversavamo l'Italia in lungo e in largo, con Kira e Lilla sempre al nostro fianco, senza mai porci limiti o vincoli. Ogni estate sceglievamo una destinazione diversa, prenotavamo una camera in un Bed & Breakfast, in un hotel o in un agriturismo, e dopo aver sistemato le valigie il primo giorno, iniziava la vera avventura. Non ci fermavamo mai troppo a lungo nello stesso posto. Ogni mattina, con Kira e Lilla pronte a seguirci ovunque, partivamo alla scoperta di una città, di un borgo nascosto, di un sentiero immerso nella natura. Visitavamo parchi, camminavamo per le strade di antichi centri storici, ci fermavamo a contemplare il mare dalle scogliere, passeggiavamo lungo i laghi oppure tra i filari delle colline.

Ma quando Kira iniziò ad avere problemi alle zampe, le nostre vacanze presero una direzione diversa. Non si trattava più di partire all'avventura, ma di trovare un posto dove potesse stare bene, un luogo che fosse pensato anche per lei, per le sue esigenze. Così, per quattro anni consecutivi trascorremmo le nostre estati in un villaggio attrezzato per i cani, a un paio d'ore di macchina da casa nostra. Questo posto era un luogo perfetto per chi, come noi, viaggia sempre con il proprio amico a quattro zampe senza voler scendere a compromessi. Qui i cani non erano solo "ammessi", erano gli ospiti d'onore. Appena arrivati, all'ingresso ci veniva consegnato un kit di benvenuto pensato per loro: ciotole, brandine per il riposo, snack e altri piccoli accorgimenti che facevano subito sentire il cane accolto e coccolato. E poi c'era tutto quello che serviva per il loro benessere e divertimento: una spiaggia interamente dedicata a loro, un'ampia area di sgambamento, un percorso di agility per chi voleva cimentarsi in nuove esperienze e persino un istruttore cinofilo per chi desiderava approfondire il rapporto con il proprio cane. C'era anche un negozio con tutto il necessario, una toelettatura e box per chi avesse bisogno di un luogo sicuro per il proprio cane durante la giornata. Fin dal primo anno Kira e Lilla si ambientarono alla perfezione. Quel villaggio divenne il loro posto, si sentivano come a casa, e questo ci spinse a tornare estate dopo estate. Non c'era più bisogno di doverle abituare a una nuova situazione, sapevano già dove si trovavano, conoscevano le abitudini e i ritmi del posto, e questo le rendeva più serene.

Ogni giorno iniziava con la stessa routine: passeggiata mattutina, momenti di socializzazione e gioco con gli altri cani in riva al mare, doccia per togliere il sale e dopo pranzo un pisolino pomeridiano. Al risveglio tornavamo sulla spiaggia per goderci un po' di relax, e all'imbrunire rientro in camera per ricaricare le energie.

Il villaggio era sempre molto frequentato nei mesi estivi, e molte erano le persone che lo sceglievano proprio per i servizi per i cani. Ma per Kira, come per tutti i Pastori tedeschi, con quel via vai continuo rappresentava anche una sorta di "lavoro". Controllare gli accessi, monitorare i movimenti, vigilare: era il suo ruolo naturale, faceva quello che le diceva il suo istinto. E noi sapevamo che se avessimo preso una camera al piano terra o vicino ai passaggi più affollati, lei non si sarebbe mai rilassata del tutto. Per questo ogni anno sceglievamo una sistemazione al primo piano (la struttura aveva piano terra e primo piano). In questo modo, Kira non si sentiva costretta a presidiare ogni ingresso, a controllare ogni movimento. Volevamo che anche lei si godesse le vacanze, che potesse rilassarsi senza sentirsi in dovere di lavorare. Perché il vero benessere non è solo garantire libertà e svago, ma anche riconoscere i bisogni profondi di chi abbiamo accanto, senza forzarlo a essere qualcosa di diverso. E Kira mi ha insegnato che il rispetto passa anche attraverso la consapevolezza dei limiti altrui, accogliendoli con comprensione.

Per quattro anni quel villaggio è stato il nostro rifugio estivo. Un luogo dove abbiamo creato ricordi bellissimi, dove le nostre giornate scorrevano in armonia con i ritmi di Kira e Lilla.

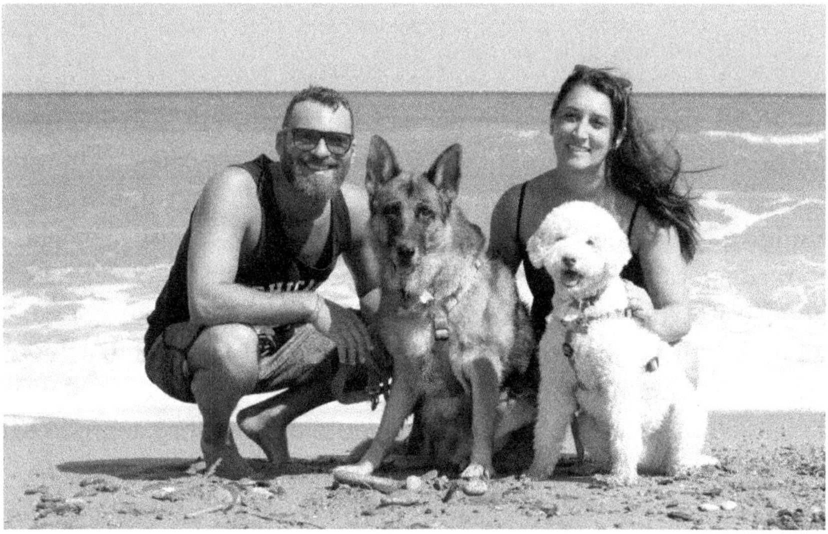

Ora, ripensando a quelle estati, so che non avremmo potuto fare scelta migliore. Quei giorni trascorsi insieme, quei momenti di leggerezza e condivisione, sono oggi tra i ricordi più preziosi che custodisco nel cuore.

IL TUMORE

Da ottobre 2022 ebbe inizio per noi il periodo più difficile, quello che nessun proprietario vorrebbe mai affrontare. Scoprimmo che Kira aveva un nodulo mammario. La notizia ci colpì come un fulmine a ciel sereno, lasciandoci senza parole e con un groviglio di paura e speranza nel cuore. Dopo un esame citologico, ci dissero che si trattava, con molta probabilità, di una cisti mammaria. Ci aggrappammo a quella parola, "cisti", come a un'ancora di salvezza, cercando di convincerci che fosse qualcosa di risolvibile, di curabile. Ma la realtà impietosa ci presentò il conto a novembre, quando Kira fu sottoposta a un intervento di mastectomia e all'asportazione del linfonodo inguinale. L'attesa del referto fu interminabile, ogni giorno sembrava più lungo del precedente, e quando arrivò la risposta fu come se il mondo si fosse fermato per un istante: carcinoma mammario misto. Due parole che ci fecero crollare ogni certezza, lasciandoci in un limbo di paure e domande senza risposta, con un senso di impotenza che cresceva dentro di noi come un peso insostenibile.

Ma la vita proseguiva il suo corso...

Ad agosto 2023, un nuovo colpo ci travolse: un altro nodulo, grande circa tre-quattro centimetri, era comparso nel giro di pochi mesi. L'esame citologico non lasciò spazio a dubbi, si trattava di un sarcoma dei tessuti molli di secondo grado. Era un'altra battaglia da combattere, e fu necessario affrontarla con un nuovo intervento chirurgico, seguito da una terapia con il farmaco Librela, nella speranza di rallentare l'avanzata della malattia e garantirle un po' di sollievo.

A settembre 2023, l'ennesima doccia fredda spezzò ogni residuo di speranza. L'esame istologico rivelò un linfoma, e la stadiazione del tumore parlava chiaro: quarto stadio. Sapevamo bene cosa significava. Non c'era più nulla da fare, se non accettare l'inevitabile.

Il tempo, fino a quel momento scandito da terapie, controlli e speranze, sembrava essersi improvvisamente ristretto a una manciata di giorni preziosi. Troppo pochi. Ci trovammo davanti a una scelta straziante: tentare la chemioterapia o optare per il cortisone. Parlare di cure in quei momenti era un tormento. Da un lato c'era la speranza di prolungarle la vita, dall'altro la consapevolezza che quel tempo in più sarebbe stato carico anche di sofferenza. Dopo lunghe riflessioni e discussioni, decidemmo di non sottoporla a ulteriori cure invasive. Optammo per il cortisone, con la speranza di regalarle un tempo sereno, senza dolore, senza ulteriori visite, aghi, sale d'attesa. Aveva già sopportato troppo.

La nostra scelta, seppur sofferta, fu dettata dall'amore: non volevamo che i suoi ultimi momenti fossero scanditi da ansie e terapie estenuanti, ma da carezze, passeggiate e momenti semplici, quelli che più amava. Continuammo a monitorarla con il supporto del veterinario, ma decidemmo di concentrarci solo su una cosa: la sua felicità. Se il tempo che le restava era poco, volevamo che fosse di qualità, vissuto senza paura, nei luoghi che le erano più familiari, facendo ciò che le dava gioia. Portarla a passeggiare nei suoi posti preferiti, lasciarle annusare la brezza della mattina, coccolarla mentre riposava accanto a noi sul divano: tutto questo divenne la nostra unica priorità. Era il minimo che potessimo fare per ringraziarla di tutto quello che ci aveva dato fino a quel momento e di tutto ciò che ci avrebbe dato anche in seguito.

GLI ULTIMI QUATTRO MESI INSIEME

Gli ultimi quattro mesi con Kira furono un concentrato di emozioni difficili da gestire: dolcezza, malinconia, preoccupazione, ma soprattutto un amore che sembrava farsi ancora più forte. Ogni giorno diventava un'occasione per creare nuovi ricordi. Cercavamo di riempire le sue giornate con le cose che le piacevano di più, piccoli momenti che per lei avevano un valore immenso.

Uno dei suoi posti preferiti era la spiaggia. Si sedeva sulla riva, fissando il mare con quello sguardo sereno che si perdeva nell'orizzonte. Per noi, quei momenti erano una pausa dalla realtà, un modo per sospendere per un attimo le preoccupazioni e concentrarci solo su di lei. Un altro luogo a cui era particolarmente legata era il giardino botanico vicino a casa. A soli trecento metri, una distanza che una volta avrebbe percorso correndo su due zampe, ma che ormai rappresentava uno sforzo eccessivo. Così, per farle risparmiare energia, la caricavo nel baule della macchina. Una volta arrivati, procedevamo con calma, lasciandole il tempo di annusare ogni cespuglio, ramo, filo d'erba sul nostro percorso come se fosse la prima volta. Dopo pochi passi ci sedevamo a riposare, lasciandoci avvolgere dal panorama del mare che si estendeva davanti a noi. Erano momenti semplici ma profondi, in cui il tempo sembrava sospeso e ogni silenzio valeva più di mille parole.

Le passeggiate quotidiane, seppur più brevi e lente, restavano un appuntamento irrinunciabile. Nonostante la stanchezza, i dolori e l'età, la sua determinazione non era mai cambiata. Così ogni uscita diventava un'occasione preziosa per stare insieme, per trovare conforto in quella routine che ci teneva ancorati a una parvenza di normalità. Bastava vederle annusare l'aria, curiosa come sempre, per farci capire che, nonostante tutto, il suo spirito era ancora lì, forte e combattivo.

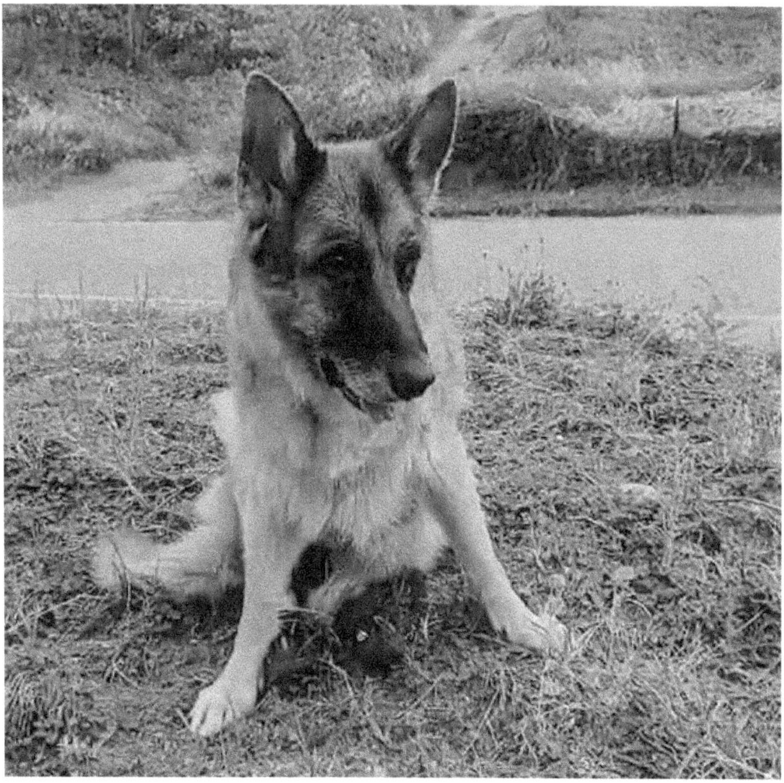

Anche le serate avevano assunto un valore diverso. In quelle ultime sere di settembre, approfittando del clima ancora mite, lasciavamo il balcone della camera aperto così che Kira potesse scendere in giardino ogni volta che ne aveva voglia. Le piaceva dormire sul prato e ascoltare i suoni della notte. Quando voleva dormire in giardino mi sdraiavo accanto a lei su un asciugamano, e anche se le zanzare non mi risparmiavano e al mattino mi svegliavo pieno di punture, era un sacrificio che valeva ogni istante passato al suo fianco. Ho imparato sulla mia pelle ad apprezzare il momento presente e non dare nulla per scontato.

In quei momenti, non esisteva altro se non il desiderio di stare vicino a lei il più possibile. Erano attimi di pura presenza, senza bisogno di parole, solo la consapevolezza di essere lì, insieme. E se c'è una cosa che ho portato con me da quel periodo è proprio questa: il valore di ogni piccolo gesto condiviso.

L'AMORE NEL DOLORE

Sapere che la clessidra del nostro tempo insieme a Kira stava facendo scendere l'ultima manciata di granelli di sabbia era un pensiero difficile da affrontare, qualcosa che ci accompagnava in ogni momento della giornata.

C'era un senso di impotenza che aleggiava costantemente nell'aria, una consapevolezza amara che nessuno di noi voleva affrontare davvero. Non era facile mascherare la tristezza, ma sapevamo di doverlo fare per lei. Kira ci osservava con quella dolcezza che l'aveva sempre contraddistinta, e io cercavo di mostrarmi forte, o almeno ci provavo. Infatti capitava non di rado che Valentina notasse che la malinconia prendeva il sopravvento e sapeva che a breve sarebbero arrivate le lacrime. Così stringeva le labbra in un dolce sorriso facendomi cenno con la testa di allontanarmi per qualche minuto, il tempo di lasciarmi andare e scaricare tutta la tristezza lontano da Kira. Perché lei meritava solo il meglio di noi, fino all'ultimo.

Affrontare l'inevitabile è qualcosa per cui nessuno è mai davvero pronto. Ti trovi faccia a faccia con un senso di fragilità che non avevi mai conosciuto prima, un vuoto che cresce dentro e ti lascia con domande che non avranno mai risposta. È normale chiedersi se si sarebbe potuto fare qualcosa di diverso, se ci fosse stata una strada alternativa da percorrere. Ma la realtà è che ci sono eventi della vita che sfuggono al nostro controllo, e questa consapevolezza pesa come un macigno. L'inevitabilità degli eventi della vita ci mette di fronte alla nostra fragilità, rivelandoci quanto poco, in realtà, possiamo controllare. È una lezione amara ma universale: nonostante i nostri sforzi, non siamo padroni assoluti del nostro destino o di quello delle persone e degli amici a quattro zampe che amiamo.

Ogni giorno sembrava correre via troppo in fretta, e ogni azione quotidiana diventava un rituale carico di significato. Passare la mano nel suo pelo morbido non era più solo un gesto affettuoso, ma un modo per fissare nella mente ogni singolo momento insieme. Ogni sguardo tra di noi era pieno di dolcezza, quel suo sguardo intenso che sembrava leggere dentro di me. Le sue leccate per svegliarmi al mattino, il modo in cui poggiava la testa sulle mie ginocchia per attirare la mia attenzione, il suo toccarmi con il naso umido o con la zampa per condividere un boccone durante i pasti e il suo mettersi accanto a noi nei momenti di tristezza erano gesti che si caricavano di un senso di preziosità unico, erano istanti che sapevo avrei custodito per sempre.

Ogni minuto insieme era dedicato a farla stare bene, a renderla felice, anche se quella sensazione di non fare abbastanza non ci abbandonava mai. Sapevo che presto non avrei più potuto guardare quei grandi occhi marroni che mi avevano accompagnato per anni, e questo pensiero era un pugno nello stomaco che si ripeteva giorno dopo giorno. E qui mi sbagliavo, senza alcun dubbio! Ora, ogni volta che penso a lei riesco a vedere chiaramente i suoi occhi, le sue orecchie, il suo naso, la sua lingua, la sua coda... la vedo in tutta la sua bellezza. E non solo la vedo: la sento! La sento dentro di me. Io vivo in lei e lei vive in me, perché da quando Kira è entrata nella nostra vita, ha trovato un posto nel nostro cuore da cui niente e nessuno potrà mai portarla via. Lì sarà custodita per sempre come il più prezioso dei tesori.

Dicembre arrivò, e con esso un importante peggioramento delle condizioni di Kira. Giorno dopo giorno, muoversi diventava un'impresa sempre più ardua e persino il semplice tentativo di mangiare richiedeva uno sforzo enorme. Lei, che non aveva mai rifiutato un pasto in vita sua, cominciava a guardare la ciotola con fatica. I linfonodi ingrossati le rendevano difficile deglutire, e nonostante provassimo in ogni modo a invogliarla con i suoi cibi preferiti, la quantità che riusciva ad assumere si riduceva di continuo.

Le passeggiate, un tempo il nostro momento preferito, si fecero più brevi, quasi simboliche. Kira camminava piano e io mi adeguavo ai suoi tempi, rallentando, fermandomi con lei ogni volta che aveva bisogno di riprendere fiato. Spesso ci sedevamo insieme per qualche minuto, osservando il mondo intorno a noi quasi potessimo fermare il tempo solo per un po'. E quando riprendevamo la passeggiata, se la stanchezza si faceva insostenibile, la prendevo in braccio e la riportavo a casa. Vederla così diversa dalla Kira forte e piena di energia che mi aveva accompagnato negli anni precedenti mi dilaniava dentro. Mi ritrovavo spesso a guardare il cielo e quando un senso di sconforto mi schiacciava, mi rifugiavo al suo fianco stringendola a me e pregando le stelle di lasciarci ancora un po' di tempo da vivere insieme, che comunque non sarebbe mai stato abbastanza.

SALUTARSI

Quando arriva il momento di salutare per sempre il nostro compagno a quattro zampe, ci troviamo ad affrontare una delle prove più dure della nostra vita. Ognuno vive questo distacco a modo suo, influenzato da tanti fattori: la natura della perdita, la propria sensibilità, il legame speciale che aveva costruito con l'animale. È un percorso intimo, fatto di emozioni complesse che si intrecciano tra loro: il dolore che toglie il fiato, la confusione che lascia spaesati, la rabbia che sale senza un motivo preciso, l'incredulità che ci fa sperare sia solo un brutto sogno, la nostalgia di tutto ciò che è stato.

Perdere un animale domestico non è mai una cosa semplice da accettare. C'è chi si trova a dover riorganizzare ogni piccolo gesto della propria routine, sentendo il peso di un'assenza che svuota la casa e il cuore. E c'è chi riesce a trovare conforto nel pensiero di tutto il tempo vissuto insieme, cercando di celebrare il valore di quella presenza preziosa. In fondo, non esiste un modo giusto o sbagliato per affrontare il lutto: ogni reazione è personale e non deve essere giudicata.

Anche il modo in cui il nostro amico ci lascia segna profondamente il nostro percorso di elaborazione. Se la morte arriva all'improvviso, il colpo è devastante: il senso di incredulità e il vuoto sembrano ingestibili. Quando invece si attraversa una lunga malattia, il momento dell'addio può portare con sé un misto di sollievo e tristezza, un equilibrio instabile tra la consapevolezza di aver fatto tutto il possibile e il dolore di non poter fare di più. La vecchiaia, poi, ci insegna a convivere con la fragilità del tempo, ci permette di preparare il cuore, ma non per questo rende il distacco meno sofferto.

Anche il nostro carattere incide sul modo in cui affrontiamo la perdita. C'è chi trova conforto nel condividere il proprio dolore, nel raccontare ogni ricordo, nel circondarsi di affetto e comprensione. E c'è chi preferisce il silenzio, la solitudine, chi sente il bisogno di elaborare ogni emozione dentro di sé, lontano dagli sguardi degli altri.

Ma ciò che più influisce sul dolore è il legame che avevamo con il nostro amico a quattro zampe. Un rapporto costruito giorno dopo giorno, fatto di fiducia, di piccoli gesti quotidiani che diventano routine, di presenze uniche che ci hanno accompagnato nei momenti più belli e in quelli più difficili. Quando quel legame si spezza, è naturale sentirsi persi. In questi momenti, però, è fondamentale ricordare che non siamo soli. Esistono persone che hanno vissuto la stessa esperienza e che possono comprenderci senza giudicare. Ci sono professionisti e gruppi di supporto pronti ad accogliere le nostre emozioni, a offrirci un conforto sincero e senza riserve. Chiedere aiuto non è un segno di debolezza, ma un atto di amore verso sé stessi e verso il proprio percorso di guarigione.

Ogni perdita è diversa, e accettare questa unicità ci aiuta a essere più indulgenti con noi stessi. Non c'è un tempo prestabilito per smettere di soffrire, né un momento giusto per sentirsi meglio. Il lutto è un processo che si snoda nel tempo, fatto di alti e bassi, di giorni in cui il ricordo ferisce come il primo e di altri in cui si riesce a essere felici ripensando a tutte le avventure condivise. Con il tempo e il giusto sostegno, possiamo imparare a ricordare il nostro amico a quattro zampe con amore e gratitudine, e riguardare le sue foto non più con le lacrime, ma col sorriso.

12/12/2023

Uno dei giorni più brutti della mia vita

Ci svegliammo come ogni mattina verso le sette e trenta e Kira uscì subito in giardino per i suoi bisogni, resi più frequenti dal cortisone. Poi preparammo il suo solito cocktail quotidiano di farmaci e integratori, seguito dalla dose di cibo per la colazione. Ma, come nei due giorni precedenti, si rifiutò di mangiare. Forse semplicemente non riusciva più a deglutire. Alle otto e cinquantacinque Valentina uscì per andare in toelettatura, mentre io rimasi a casa con Kira, seduto al computer, cercando di lavorare mentre lei riposava sul suo materassino dietro di me.

Come sempre, aspettammo che il sole si alzasse e scaldasse un po' l'aria prima di uscire per la nostra passeggiata mattutina al giardino botanico vicino a casa. Una volta arrivati, la presi in braccio e la poggiai a terra. Iniziammo a camminare verso la pineta che affacciava sul mare, ma quel giorno Kira sembrava più affaticata del solito. Mi sedetti su un tronco, lei al mio fianco, e insieme osservammo il panorama mentre Lilla esplorava la vegetazione attorno a noi. Di tanto in tanto Kira emetteva un lamento, ma stavolta il suono era diverso, più profondo, più carico di fatica rispetto ai soliti piccoli gemiti che faceva a casa. La lasciai riposare, accarezzandola delicatamente mentre un raggio di sole illuminava il suo pelo, rendendo le sue sfumature gialle ancora più dorate.

Si fece ora di rientrare. Mi alzai e la incoraggiai a seguirmi lungo il sentiero in salita verso la macchina. Camminammo per un tratto, ma la pendenza era troppo impegnativa per lei. Decisi di prendere un percorso più lungo, quasi in pianura, per farla affaticare di meno. Tuttavia, a mano a mano che avanzavamo, Kira sembrava sempre più stanca. La presi in braccio e la riportai alla macchina. Durante il tragitto di ritorno, un brutto presentimento mi attraversò la mente: la vedevo troppo peggiorata rispetto al giorno precedente.

Quando Valentina tornò per la pausa pranzo, le raccontai ciò che avevo notato. Decidemmo quindi di farla visitare in serata da una nostra amica veterinaria. Alle quattordici e venticinque Valentina tornò in negozio, mentre io rimasi con Kira, cercando di nascondere la preoccupazione. Arrivò l'ora della consueta passeggiata pomeridiana, così la caricai in auto per portarla all'uliveto che tanto amava, a pochi minuti da casa nostra. Una volta arrivati la adagiai delicatamente sul marciapiede accanto agli ulivi e mi sedetti su un grande masso. Kira si sdraiò sull'erba fresca, mentre Lilla si divertiva a rincorrere la pallina, tornando ogni tanto a controllare la sua amica.

Rimanemmo lì per un'oretta, godendoci quel piccolo angolo di pace come avevamo fatto tante volte. Poi il sole iniziò a calare, l'aria si fece più fresca e decisi di tornare a casa. Mi alzai e chiamai Kira con il solito suono che utilizzavo per richiamare la sua attenzione, ma lei rimase ferma a fissarmi. Tentò di sollevarsi, ma le sue zampe non rispondevano più. Mi guardò, e in quegli occhi c'era un messaggio chiaro, quasi un sussurro: "Mi spiace tanto, ma questa volta non ce la faccio da sola". In quell'istante, la realtà mi travolse con tutta la sua crudezza.

"Vita mia, ti riporto subito a casa, non preoccuparti". Con le gambe che mi tremavano e la vista appannata dalle lacrime, la presi in braccio e la accomodai nel baule. Tornati a casa, la sistemai con delicatezza sul suo materassino. Cercava di rilassarsi, ma ogni movimento, ogni respiro, erano una lotta contro il dolore. Il peso del suo corpo gravava sul tumore, provocandole fitte che la costringevano a continui spostamenti nel tentativo di trovare una posizione più sopportabile. Sentivo un senso di impotenza paralizzante, con quella frustrazione di chi vorrebbe fare qualcosa, qualsiasi cosa, ma si scontra con i limiti della realtà.

Arrivarono le diciotto e trenta. Valentina rientrò dalla toelettatura e mi trovò lì, sdraiato accanto a Kira. "Amo, cos'è successo?" chiese con voce preoccupata. Non riuscii a rispondere subito. Deglutii a fatica, sentendo la gola stringersi come in una morsa. "La nostra Kiki non si alza più".

Ci stringemmo forte in un abbraccio, un abbraccio di dolore, cercando conforto l'uno nell'altra. Sapevamo che quel momento che avevamo sempre temuto era ormai alle porte. Quante volte avremmo voluto fermare il tempo, riportare indietro le lancette e vivere ancora una volta i giorni felici? Le corse sulla spiaggia, le sere sul divano accanto a lei... Ma sapevamo anche che, ora più che mai, il nostro compito era uno solo: alleviare le sue sofferenze, metterla al riparo da quel dolore che continuava a crescere senza tregua.

Arrivò la nostra amica veterinaria e bastò uno sguardo verso Kira per capire la gravità della situazione. Si voltò verso di noi e con un'espressione colma di rammarico ci disse con dolcezza che il tumore aveva ormai preso il sopravvento. Kira non solo non mangiava più, ma non riusciva nemmeno a reggersi sulle zampe, e il dolore stava diventando insostenibile. Le sue parole pesavano come il piombo, ma sapevamo che erano il quadro della realtà. Il corpo di Kira non ce la faceva più, e l'unico gesto d'amore che ci restava da compiere per lei era liberarla da quella sofferenza. La guardammo, mentre lei ci osservava con i suoi occhi pieni di fiducia, e prendemmo la decisione più difficile della nostra vita: programmammo l'eutanasia per la mattina successiva.

VERSO LA FINE

Atto d'amore

Affrontare gli ultimi giorni di vita di un animale è una delle prove più difficili per chi ha scelto di condividere il proprio cammino con un compagno a quattro zampe. Non si tratta solo di dolore, ma di responsabilità. È in quel momento che l'amore deve farsi razionalità, che la vicinanza deve tradursi in scelte difficili, spesso sofferte.

Nel 2023, la ricercatrice Ines Testoni e il suo team hanno pubblicato uno studio sulla rivista *Animals* intitolato *Validation of the HHHHHMM Scale in the Italian Context: Assessing Pets' Quality of Life and Qualitatively Exploring Owners' Grief*. Un lavoro che ha cercato di dare una struttura scientifica a quello che, nella realtà, è un dilemma profondamente umano: come possiamo sapere quando è il momento giusto per lasciarli andare? La scala HHHHHMM – acronimo di Hurt (dolore), Hunger (fame), Hydration (idratazione), Hygiene (igiene), Happiness (felicità), Mobility (mobilità) e More good days than bad (più giorni buoni che cattivi) – è stata validata proprio per offrire uno strumento pratico ai proprietari nel processo decisionale riguardante le cure palliative e l'eutanasia.

La ricerca, condotta su 314 partecipanti, ha rivelato che chi vive un attaccamento profondo con il proprio animale tende a provare un lutto più intenso, spesso aggravato da sentimenti di colpa o rimpianto. Eppure, è proprio questo il punto: chi ama davvero non vuole accanirsi, non cerca di trattenere egoisticamente, ma si interroga su cosa sia giusto per chi sta soffrendo. È un atto d'amore estremo, un coraggio che va oltre il dolore personale. Ma non è solo il proprietario a vivere la perdita: anche il cane superstite, se presente, può risentire dell'assenza del compagno, sviluppando forme di stress e cambiamenti comportamentali.

Lo studio ha identificato quattro elementi chiave per comprendere meglio questo tipo di lutto e sono:

1. *Legami continui:* il rapporto con l'animale non si spezza con la morte, ma si trasforma. Il ricordo diventa un filo invisibile che ci lega ancora a lui.

2. *Strategie di coping:* ogni persona affronta il dolore a modo suo: c'è chi trova conforto nei rituali, chi nel ricordo, chi nell'aiutare altri animali.

3. *Valori morali condivisi:* chi sceglie di accompagnare il proprio amico fino alla fine lo fa con un senso profondo di responsabilità, basandosi su alti principi etici e morali.

4. *Supporto percepito:* l'ambiente circostante, amici, familiari e professionisti, gioca un ruolo fondamentale. Trovarsi soli ad affrontare un lutto che la società spesso sminuisce non fa che amplificare il dolore.

Il lavoro dei veterinari e degli esperti del settore non si limita più a curare e salvare vite: sempre più spesso devono essere al fianco dei proprietari nel momento della scelta, offrendo una guida e un sostegno emotivo. Perché nessuno dovrebbe trovarsi solo di fronte a una decisione tanto difficile. Arriva sempre il giorno in cui dobbiamo chiederci se la sofferenza che vediamo negli occhi del nostro cane sia più forte del nostro desiderio di non perderlo. Arriva sempre quel momento in cui ci rendiamo conto che il vero amore sta nel lasciarlo andare senza rimpianti, senza trascinarlo oltre il limite della sua dignità. Saper accettare la fine non significa amare di meno. Significa amare nel modo più puro possibile: pensando prima a lui, poi a noi stessi.

L'eutanasia

Affrontare la decisione di praticare l'eutanasia a un cane amato è uno di quei momenti che nessuno vorrebbe mai vivere. In quei momenti ci si sente impotenti, prigionieri di un dolore che non trova via di fuga.

Ci si aggrappa a ogni speranza, a ogni sguardo, cercando segni di un miglioramento che non arriverà.

Quella sera stavamo cenando come al solito alle venti e trenta. Kira era lì, a pochi passi da noi sul suo materassino. Poi, all'improvviso, quei piccoli movimenti che conoscevamo alla perfezione diventarono agitazione. Ci alzammo di scatto con il cuore in gola, e capimmo subito che qualcosa non andava. Chiamammo la veterinaria, che fortunatamente abitava vicino e arrivò in pochi istanti. Guardò Kira e con uno sguardo pieno di tristezza ci disse ciò che già sapevamo nel profondo: era il momento di lasciarla andare. Kira, con la sua dignità, sembrava aver preso la decisione prima di noi, al posto nostro. Era stanca, e negli ultimi giorni sembrava vivere solo per noi, come se sapesse quanto avessimo ancora bisogno della sua presenza. Ogni volta che l'avevo aiutata a rialzarsi aveva avuto quello sguardo che diceva: "Vorrei farcela da sola". E forse, in quel momento, aveva deciso che non c'era più nulla da combattere.

Mi inginocchiai accanto a lei, il respiro sospeso dalle lacrime. "Ti prego, resta ancora un po' con me" le sussurrai, sapendo che era una preghiera inutile. La veterinaria ci guardò, aspettava solo un nostro cenno. Annuimmo, e con delicatezza preparò la siringa. L'ago scivolò nella pelle di Kira, lei mi fissò per un attimo, poi abbassò la testa sul mio braccio, come se si stesse finalmente concedendo un po' di riposo. E in quel momento, il tempo sembrò fermarsi. Il silenzio riempì la stanza, un silenzio che faceva male più di ogni suono. Ci sentivamo svuotati, come se una parte di noi ci fosse stata portata via.

Avevo avuto quattro lunghi mesi per prepararmi, eppure la realtà di quel momento mi travolse come un'onda improvvisa, lasciandomi in balia di un dolore che non potevo controllare. Il senso di perdita era totalizzante, e spesso la sofferenza si mescolava a un'irrazionale sensazione di tradimento, come se avessi in qualche modo fallito nel proteggere chi amavo più di ogni altra cosa.

Col tempo, il dolore lascia spazio ai ricordi. Si torna a pensare alle corse sulla spiaggia, ai giochi, agli sguardi pieni di complicità. Quei momenti felici diventano il rifugio in cui trovare conforto. Perché, alla fine, ciò che resta non è solo il dolore della perdita, ma il privilegio di aver condiviso un pezzo di vita con un'anima così speciale.

IL VETERINARIO

Nel cammino tortuoso della vita, dove l'amore si intreccia inevitabilmente con la perdita, avere al proprio fianco un veterinario che sappia comprendere il dolore è un dono prezioso, di quelli che si riconoscono solo nel momento in cui il cuore vacilla. Un veterinario non è soltanto colui che si prende cura della salute di un animale, ma anche una guida che accompagna il proprietario nei momenti più bui, quando la paura e l'impotenza si fanno insostenibili.

È facile affidarsi a mani esperte quando la vita scorre serena, ma è nei giorni più difficili, quelli in cui bisogna affrontare decisioni pesanti, che la sensibilità di un veterinario diventa un appiglio, un rifugio. Perché nessuno è mai davvero pronto a dire addio al proprio compagno di vita, e in quei momenti si ha bisogno di qualcuno che sappia tradurre il dolore in comprensione, che sappia sostenere senza invadere, consigliare senza forzare, e donare un po' di luce in una stanza che sembra improvvisamente troppo buia.

Nel nostro percorso con Kira, abbiamo avuto la fortuna di incontrare una veterinaria competente e professionale. Non si limitava a osservare i sintomi e prescrivere cure, ma era una donna che svolgeva il suo mestiere con profondità. Lei conosceva Kira, ne aveva condiviso tanti momenti, aveva visto quegli occhi brillare di vita e, nei suoi ultimi istanti, li ha guardati con la stessa tenerezza di chi sa quanto amore ci fosse dentro. La sua voce, le sue mani leggere, il suo sguardo pieno di comprensione hanno reso tutto meno insopportabile.

Quando il respiro di Kira si fermò, vidi nel volto della veterinaria la stessa tristezza che sentivamo dentro di noi. Un velo di commozione nei suoi occhi, il gesto delicato con cui la accarezzò un'ultima volta:

erano dettagli che dicevano molto più di mille parole. Era la prova che Kira non era stata solo un nome sulla sua agenda, ma una presenza viva, un'anima che aveva lasciato un segno.

Un veterinario empatico, capace di farsi carico della tua fragilità, diventa quasi uno scudo, un ponte gentile tra ciò che è stato e ciò che resterà per sempre nei ricordi. In quell'istante compresi quanto sia prezioso affidarsi a mani che sanno curare non solo i corpi, ma anche i cuori.

Prendersi cura di un animale non significa solo garantirgli benessere e salute durante la vita, ma soprattutto essere lì nel momento più difficile, quello dell'addio. L'atto più autentico di dedizione, un modo per onorare il legame costruito negli anni, offrendogli dignità, conforto e quella vicinanza che non lo faccia sentire solo proprio quando ha più bisogno di noi, e accompagnandolo, con rispetto e affetto, fino all'ultimo respiro.

Quando il respiro di Kira si spense dolcemente tra le nostre braccia ci fu un lungo silenzio. La veterinaria ci guardò con gli occhi pieni di comprensione, senza pronunciare parole superflue, senza inutili tentativi di consolarci. Non ce n'era bisogno. Ci salutammo con un abbraccio intenso e sincero, uno di quelli che racchiudono la consapevolezza di aver vissuto un momento destinato a segnare per sempre le nostre vite.

La veterinaria uscì in punta di piedi, lasciandoci soli con il nostro vuoto, un vuoto nuovo eppure già così ingombrante, capace di occupare ogni angolo della casa. Chiudere la porta dietro di lei fu come chiudere un capitolo che avremmo voluto non finisse mai, ma che invece si era concluso troppo in fretta.

La notte

Iniziò una delle notti più brevi e più tristi mai vissute. Sapevo di poter ammirare Kira per un'ultima notte, perché oltre all'eutanasia, con la veterinaria avevamo programmato la cremazione con un'agenzia che sarebbe passata a prenderla a casa e ci avrebbe riportato le ceneri dopo quattro giorni. La casa, di solito animata dai suoi passi, dal suo respiro, dalle sue abitudini, ora era immersa nel silenzio.

Kira era lì, in cucina, avvolta nel suo lenzuolo sul materassino, e noi sul divano-letto di fronte al caminetto. Anche Lilla sembrava aver compreso ciò che era successo. Si avvicinò lentamente, quasi con rispetto, come se sapesse che quel momento era sacro e dopo aver annusato il corpo senza vita della sua amica, si recò nel salone e rimase lì fino al giorno seguente. Forse sentiva il nostro eccessivo dolore, o forse era un modo per gestire il suo. Le fiamme nel camino ardevano lente, sembrava quasi che anche il fuoco rispettasse il nostro dolore.

Gli occhi gonfi di Valentina incontravano i miei, e in quello sguardo c'era tutto: l'angoscia, la gratitudine, l'incredulità. Ci stringevamo l'un l'altro cercando conforto, ma la verità è che niente riusciva a colmare quel vuoto. Tentavamo di consolarci a vicenda, di trovare un senso in quel vuoto improvviso, ricordando la fortuna di averla avuta con noi per undici splendidi anni. Ma la verità è che per tutta la notte dentro di me ho continuato a chiedermi come sarei riuscito a sopravvivere senza il suo sguardo, senza il suo scodinzolare, senza il ticchettio delle sue zampe sul pavimento, senza le nostre passeggiate... senza di lei. Lei che era quella parte di me che riusciva a darmi tranquillità, che riusciva a trasmettermi sicurezza nei momenti in cui la vita sembrava troppo grande per essere affrontata. Era lei che mi spingeva a fare un passo in più, a uscire, a scoprire posti nuovi, a trovare il bello nelle piccole cose. Kira era la mia costante, il mio equilibrio... lei era il mio tutto!

Ora che non c'era più, mi sembrava di aver perso una parte di me, come se ogni cosa intorno avesse perso colore, come se il mondo si fosse fatto improvvisamente più grande e difficile da attraversare. Ogni gesto quotidiano sembrava incompleto, ogni abitudine priva di senso, mancava quell'elemento invisibile che teneva tutto insieme in armonia.

La prima notte senza Kira fu davvero pesante. Camminavo senza meta, quasi che ogni passo potesse riportarmi indietro, speravo che bastasse attraversare una porta per ritrovarla ad aspettarmi, col suo sguardo attento e la coda che ondeggiava lenta. Ma non c’era nulla. Solo la mia ombra e il silenzio.

Nel letto, cercavo il suono del suo respiro, quel dolce ritmo costante di sottofondo che mi accompagnava e mi cullava ogni notte, e invece trovavo solo l’eco dei miei pensieri e un silenzio che sembrava amplificare la sua mancanza. Il letto sembrava più grande e freddo senza di lei. Era abituata a dormire accanto a noi e l’assenza diventava quasi fisica: mi sembrava di percepire ancora il suo peso accanto a me, di allungare la mano e non trovare nulla. Ogni piccolo rumore, ogni scricchiolio, diventava un’illusione, un riflesso di ciò che non c’era più.

Poi, la rabbia, quella che ti prende a tradimento e ti lascia con i pugni stretti e il fiato corto. Rabbia contro il tempo, contro l’impotenza, contro il destino che non chiede il permesso di portarti via chi ami. Ma la vita, si sa, non fa sconti e ti lascia solo il peso delle cose non dette, dei gesti che avresti voluto compiere ancora un’ultima volta.

E così la notte scivolò via, con tutta la sua pesantezza, lasciandomi stanco e con il cuore pieno di spine. Quella non fu solo una notte di dolore, ma una notte di adattamento forzato a un mondo diventato ormai in bianco e nero.

Il giorno seguente

La sveglia suonò alle sette e trenta, ma era del tutto irrilevante. Non c'era bisogno di essere svegliati, perché gli occhi erano rimasti aperti tutta la notte, incapaci di trovare riposo. Feci colazione istintivamente, senza il suono delle sue zampe che correvano in cucina, senza il suo muso appoggiato sulle mie ginocchia per chiedere un biscotto.

La mattinata la passammo accanto a Kira, scolpendo nella mente ogni dettaglio del suo corpo ormai immobile. Quando l'ora di pranzo si avvicinò, arrivò anche il momento che temevo di più. Quando arrivò il momento di lasciarla andare per sempre, la realtà della perdita si fece concreta, prese forma, peso, spazio. Fino a quel momento, il suo corpo era lì, una presenza che potevo ancora toccare, accarezzare, come se bastasse quell'ultima notte a tenerla un po' con me, ma fui costretto a lasciar andare anche quella parte tangibile di lei.

Nel momento in cui il campanello suonò, tutto cambiò. Camminai verso la porta con un misto di incredulità e rassegnazione, ogni passo era un conto alla rovescia che non volevo affrontare, un addio che non volevo dare. Quando aprii la porta, il mondo si fermò per un istante. Davanti a me c'erano persone gentili, abituate a queste situazioni, ma che per me erano solo il segno che il tempo era scaduto. La vidi lì, avvolta nel suo lenzuolo, su quel materassino che fino a poche ore prima era stato il suo rifugio sicuro. La guardai e mi sembrò impossibile doverla salutare così, con un ultimo sguardo, una carezza e un bacio sulla fronte.

Le mie mani tremavano mentre la sollevavano con delicatezza e rispetto. Il dolore era muto, feroce, eppure una parte di me sapeva che era giusto così, che non potevo fare altro. La porta che si chiuse dietro di loro sembrò sigillare definitivamente un capitolo della mia vita, uno di quelli che non avrei mai voluto scrivere, e mi sentii sopraffatto dalla sensazione di irreversibilità, dalla consapevolezza che non l'avrei potuta più vedere. Rimasi lì, immobile, incapace di muovermi, mentre la casa intorno sembrò diventare improvvisamente estranea, troppo grande, troppo spoglia. Mi sedetti, le lacrime scesero senza controllo. Sapevo che ci sarebbe voluto tempo, ma dentro di me avevo la certezza che nulla sarebbe mai stato più lo stesso.

Il ritorno a casa

Quattro giorni. Quattro giorni che sembrarono non finire mai, e finalmente ci riportarono Kira.

Ci porsero le sue ceneri, racchiuse in un'elegante urna scura di ceramica decorata da impronte dorate. Era lì, davanti a me, l'ultima traccia fisica di un legame che aveva trasformato e migliorato la mia vita. Di quella ceramica sentivo tra le mani un peso che non era solo materiale, era soprattutto un peso emotivo, fatto di ricordi, di anni, di abitudini, di legami che avevano plasmato la mia esistenza e momenti che ora mi sembravano ancora più preziosi.

Oltre l'urna ci consegnarono altri piccoli oggetti che la riguardavano. C'era un ciuffo del suo pelo, raccolto con cura e legato da un fiocco. Lo sentii quasi un gesto intimo, come se qualcuno avesse voluto restituirmi un frammento della sua essenza. Lo presi tra le dita con delicatezza, quasi con timore, lasciando che la morbidezza e la familiarità di quei peli mi riportasse, anche solo per un istante, indietro nel tempo, ai momenti passati accanto a lei. Era un dettaglio piccolo, ma speciale.

Poi c'era l'impronta della sua zampa impressa nella cera. Guardarla è stato come vedere una firma unica, un segno che lei aveva lasciato nel mondo e, soprattutto, nel mio cuore. Così dettagliata, così reale, che non ho potuto fare a meno di passarci sopra le dita, per avere la sensazione di sentire ancora la presenza di quelle zampe che tanto avevano camminato al mio fianco.

Guardai infine la dedica e il certificato di morte. Due semplici fogli che mettevano nero su bianco qualcosa che dentro di me faticavo ancora ad accettare. Eppure, in quel momento, facendo un respiro profondo, metabolizzai che anche quel pezzo di carta faceva parte del suo viaggio, della nostra storia. La stanza sembrò riempirsi di una strana quiete. Era un silenzio diverso, quasi sacro, che mi permetteva di sentire una connessione con Kira nonostante la sua assenza. Non c'erano più le sue zampe che facevano eco sul pavimento, né il suo sguardo intenso a cercarmi, ma c'era una presenza palpabile, viva nei ricordi e in quegli oggetti che ci erano stati portati e che ora custodivamo come tesori tra le tante sue foto. Il dolore era ancora lì, forte, ma accanto c'era un senso di gratitudine che si faceva strada nel mio cuore. Gratitudine per aver avuto la possibilità di condividere la mia vita con lei, per tutti i momenti che avevamo vissuto insieme, per quell'amore che, nonostante tutto, restava intatto e che nessuno avrebbe mai potuto portarmi via. E mentre stringevo quella bellissima urna sentivo che, in qualche modo, Kira era tornata a casa.

LA PERDITA

Come sai la perdita è un aspetto inevitabile della vita e, paradossalmente, la società moderna ci lascia completamente impreparati ad affrontarla. Nonostante sia una delle poche esperienze che tutti, prima o poi, condividiamo, la morte rimane un argomento scomodo, quasi un tabù. Questo silenzio culturale ci lascia vulnerabili, disorientati e senza strumenti adeguati per affrontare il lutto, che si tratti di un caro amico, un familiare o del nostro amato compagno a quattro zampe.

Le religioni e le filosofie spirituali possono offrire un'importante chiave di lettura, aiutandoci a dare un senso alla morte e a trovare conforto. Nel Cristianesimo, ad esempio, la morte è vista come un passaggio verso una vita eterna, un'opportunità per ricongiungersi con chi abbiamo amato. Questo pensiero porta speranza a chi crede che il legame con i propri cari non finisca con l'addio terreno. Nel Buddismo, invece, la morte è parte di un ciclo continuo di rinascita. La vita e la morte sono viste come due fasi di un unico percorso, non una fine, ma una trasformazione. Questa prospettiva può ridurre la paura e favorire un'accettazione più serena dell'inevitabile.

Col passare degli anni e con l'esperienza, riflettiamo sempre di più su cosa sia veramente importante nella vita. Alla fine non saranno le cose materiali che abbiamo accumulato a darci conforto: non le case, le auto, i titoli o gli oggetti di lusso. Quello che resta, ciò che dà valore alla nostra esistenza, sono i momenti vissuti con chi amiamo, le emozioni condivise, gli affetti che ci hanno accompagnato lungo il percorso. Sono le risate, gli abbracci, i tramonti guardati insieme e i piccoli gesti di gentilezza che ci arricchiscono davvero.

Quando perdiamo un amico speciale, umano o animale, il dolore può sembrare insopportabile, arriva all'improvviso e inesorabile. Ti travolge nei momenti più impensati, quando meno te lo aspetti. Ti ritrovi a cercarlo nei piccoli gesti quotidiani, in quegli spazi che prima riempiva con la sua semplice presenza. Eppure ci sono i ricordi felici che abbiamo costruito insieme: sono un tesoro che nessuno potrà portarci via. Quei momenti che all'inizio fanno male, ma che col tempo diventano la nostra ancora. I nostri amici a quattro zampe continueranno a vivere dentro di noi attraverso ogni corsa al parco, ogni sguardo dolce, ogni risata che ci hanno regalato. Ti sei mai fermato a pensare a quali momenti porterai con te per sempre?

Invece di soffermarci sul dolore della loro assenza, proviamo a visualizzare i momenti più belli, i gesti e le emozioni che hanno reso unica la nostra relazione con loro. Immaginiamoli felici, sereni, ricordiamoli nei loro momenti migliori. Sono queste memorie che ci accompagneranno, che daranno significato alle nostre vite e che continueranno a farci sorridere. Immagina il tuo amico a quattro zampe libero e in un luogo sereno, senza più alcun dolore.

Quando pensi a lui, prova a lasciare che siano i ricordi felici a prendere il sopravvento.

La vita è fatta di momenti, di lezioni apprese e di amore condiviso. Ogni esperienza, anche quelle più difficili, ci aiuta a crescere. È proprio attraversando le difficoltà che troviamo significati più profondi nella vita e rafforziamo la nostra resilienza. Certo, può sembrare ingiusto, ma è attraverso il dolore che spesso impariamo le lezioni più importanti. Permettiti di affrontare questa perdita con autenticità. Non reprimere il dolore; accettalo e attraversalo. È solo così che puoi trovare un nuovo equilibrio.

Per me è importante immaginare Kira felice, libera, è l'unico pensiero che in qualche modo riesce a darmi pace.

Ci vuole tempo per accettare la perdita, e non è un percorso lineare. Ci saranno giorni in cui tutto sembrerà insormontabile e giorni in cui, invece, riuscirai a sorridere ricordando le cose belle. E va bene così. Non bisogna avere fretta di superare il dolore, perché non si tratta di dimenticare, ma di trovare un nuovo modo di portare dentro di sé chi non c'è più. E ogni volta che un ricordo affiorerà, ogni volta che un piccolo gesto o un oggetto ti riporteranno alla mente i momenti speciali, il tuo cane sarà lì con te. Non nel modo in cui eri abituato, ma in una forma che nessuna morte potrà mai toccare.

Se oggi fa così male è perché l'amore che vi ha legati è stato immenso. È stato vero. Ed è proprio per questo che, nonostante tutto, ne è valsa la pena. E sai una cosa? Quello che a volte può sembrare un addio, in realtà è solo un arrivederci.

MODI IN CUI CI LASCIANO

Morte improvvisa

La morte improvvisa di un amico a quattro zampe è un'esperienza devastante, capace di stravolgere il nostro equilibrio emotivo in un istante. Situazioni come un attacco cardiaco fulminante, una torsione gastrica, un avvelenamento accidentale, un trauma grave o la rottura improvvisa di un tumore interno sono eventi imprevedibili che possono portare via il nostro compagno senza preavviso, lasciandoci senza il tempo di capire, di prepararci adeguatamente, di salutarlo come avremmo voluto. Ognuna di queste circostanze lascia un segno indelebile, rendendo il distacco ancora più difficile da accettare.

Ci si sente sopraffatti da un turbinio di emozioni: ti ritrovi bloccato in uno stato di incredulità, la mente si rifiuta di accettare ciò che è appena successo. Lo shock è spesso la prima reazione: una barriera naturale che il nostro cervello innalza per proteggerci, un meccanismo di difesa che ti fa sperare che sia solo un brutto sogno dal quale, in qualche modo, speri di svegliarti.

Questo rifiuto iniziale è normale e parte integrante del processo di elaborazione. È inevitabile chiedersi se si sarebbe potuto fare qualcosa di diverso. *E se avessi notato prima i segnali?; Se fossi stato più attento?* Pensieri che si rincorrono senza tregua. La verità è che certe cose accadono senza un perché, anche con la migliore cura e attenzione, anche quando abbiamo fatto tutto il possibile per proteggerli. Il senso di colpa che sentiamo non è altro che il riflesso dell'amore profondo che proviamo, un modo di cercare spiegazioni a qualcosa che non ne ha. È naturale sentirsi disorientati, di percepire il nostro mondo capovolto, la nostra quotidianità stravolta da un giorno all'altro. Bisogna accettare e vivere pienamente queste emozioni: per quanto difficile, è importante concedersi il tempo di attraversarle senza evitarle: è parte del processo di guarigione.

Ricordati che ogni emozione che provi racconta la storia della vostra meravigliosa relazione: permettiti di viverla pienamente, senza paura.

Con il tempo, quel dolore acuto inizierà ad attenuarsi, lasciando spazio ai ricordi di momenti felici e alla consapevolezza dell'amore unico che avete condiviso.

Morte per malattia

Affrontare la malattia del nostro amico a quattro zampe è un viaggio emotivo intenso e spesso straziante. La malattia, soprattutto quando è prolungata, ci concede il tempo di iniziare a elaborare il lutto ancora prima della perdita effettiva. Tuttavia, osservare il nostro compagno soffrire è profondamente doloroso e destabilizzante. Durante questo percorso, è normale essere sopraffatti da sensi di colpa. È un peso che diventa ancora più insostenibile per chi, come me, tende a voler avere tutto sotto controllo, come se il nostro amore potesse essere una barriera sufficiente contro la malattia.

Il legame profondo che condividiamo con il nostro cane amplifica questi sentimenti, facendoci sentire responsabili del suo dolore. In questi momenti così difficili, la cosa più importante è la nostra presenza, esserci. Stare accanto al nostro amico, parlargli con dolcezza, accarezzarlo e trasmettergli il nostro affetto può fare una grande differenza. Un ambiente sereno, magari con la sua coperta preferita o i suoi giochi, l'odore familiare della sua casa, può aiutarlo a sentirsi a proprio agio. Se è ancora in grado di muoversi, portarlo nei suoi luoghi preferiti o fargli fare le attività che più ama può migliorare la qualità del tempo che gli rimane. Se invece la mobilità è limitata, rimanere accanto a lui guardandolo negli occhi e trasmettendogli serenità e gratitudine è già un dono immenso.

Quando la malattia progredisce al punto da non lasciare speranze di guarigione, potrebbe arrivare il momento di considerare l'eutanasia. È una decisione incredibilmente difficile, ma a volte è l'ultimo grande atto d'amore che possiamo fare per il nostro compagno, per liberarlo dalla sofferenza. È fondamentale che questo momento avvenga in un ambiente tranquillo, con la nostra presenza accanto a lui. Essere lì fino alla fine, rassicurandolo con parole dolci e carezze può offrirgli conforto. Possiamo dirgli quanto lo amiamo e promettergli che vivrà per sempre nei nostri cuori. Tuttavia, dobbiamo ricordarci che abbiamo fatto tutto ciò che potevamo fare. Abbiamo dato al nostro amico amore, cure e una vita piena di momenti felici, e questo è ciò che conta di più. E se per qualche motivo non siamo potuti essere presenti nei suoi ultimi momenti, dobbiamo sapere che lui era consapevole del nostro amore.

Morte per vecchiaia

La morte per vecchiaia è un evento naturale, ma questo non la rende meno dolorosa. Vedere il nostro fedele compagno invecchiare e perdere, poco a poco, quella vitalità che lo ha caratterizzato per tanti anni può spezzarci il cuore. Eppure, la vecchiaia ci concede un dono prezioso: il tempo. Il tempo di stare ancora accanto a lui, di dedicargli più attenzioni, di osservare con occhi nuovi ogni suo gesto, anche il più semplice. Diventa quasi un rito quotidiano quello di adattarsi ai suoi nuovi ritmi, di cogliere l'importanza delle piccole cose: una carezza in più, uno sguardo scambiato in silenzio, il piacere di vederlo sonnecchiare sereno al nostro fianco. È il momento in cui ogni istante guadagna valore, in cui il passato e il presente si mescolano, regalandoci una consapevolezza più profonda del legame che ci unisce.

Nonostante tutto, il declino fisico può essere difficile da accettare. Vederlo faticare a salire le scale che un tempo affrontava con leggerezza, accorgersi che non ci accoglie più con la stessa energia o notare che il suo appetito non è più lo stesso, che le passeggiate diventano più brevi, che i momenti di gioco diminuiscono e che le sue giornate si fanno più lente e tranquille sono segnali che colpiscono nel profondo. E anche se razionalmente sappiamo che è il ciclo naturale della vita, il cuore fatica a rassegnarsi. Questi cambiamenti, anche se dolorosi da osservare, ci permettono di iniziare a elaborare la perdita mentre lui è ancora con noi. È il momento di dedicargli tutto il tempo e l'attenzione che possiamo, di coccolarlo di più, di fare ciò che lo rende felice e di creare nuovi ricordi che resteranno con noi per sempre.

La morte di un cane per vecchiaia porta con sé un miscuglio di emozioni contrastanti. Da un lato possiamo sentirci sollevati sapendo che il nostro amico non soffrirà più; dall'altro, il dolore della sua assenza può sopraffarci. In questa fase, è fondamentale fare tutto il possibile per garantire il suo benessere. Offriamogli cure adeguate, una dieta adatta alle sue esigenze e un ambiente in cui si senta amato e protetto.

Quando arriverà il momento di dirgli addio, ci ritroveremo a ripercorrere con la mente tutte le esperienze vissute insieme. Ogni ricordo, ogni sorriso, ogni gesto affettuoso acquistano un valore ancora più profondo.

Se il nostro cane muore serenamente nel sonno, possiamo trovare una piccola consolazione nel sapere che se n'è andato senza soffrire.

È un tipo di morte che dona un senso di pace sia a lui, sia a noi. Ma, anche in questo caso, il dolore della perdita è reale e intenso. Permettiamoci di piangere, di essere tristi e di vivere appieno le emozioni che emergono.

ELABORAZIONE DEL LUTTO

Affrontare la perdita di un amico a quattro zampe significa fare i conti con due aspetti profondamente intrecciati: il dolore e il lutto. Anche se spesso vengono percepiti come sinonimi, in realtà rappresentano due momenti distinti dello stesso percorso. Il dolore è la reazione immediata, viscerale, quella che ti coglie di sorpresa e ti travolge come un'onda improvvisa. Il dolore è crudo, diretto, fisico. Si manifesta nei modi più diversi: con le lacrime che sembrano non finire mai, con una sensazione di smarrimento che non ti fa capire più nulla, con la rabbia che spesso nasce da un senso di ingiustizia. Questo stato spesso ci travolge, lasciandoci stanchi, con difficoltà a dormire, mangiare o persino concentrarci.

Il lutto, invece, è un percorso più lungo, meno immediato ma altrettanto impegnativo. È il processo interiore che ci porta, poco alla volta, ad accettare la perdita e a trovare un nuovo equilibrio nella nostra vita. Il lutto si insinua nei giorni che passano, prende forma nei ricordi che riaffiorano, nelle abitudini che devono essere reinventate.

Nel lutto ci sono alti e bassi: ci sono momenti in cui sembra di aver trovato un po' di pace e altri in cui basta un piccolo dettaglio – un guinzaglio dimenticato, un'ombra che per un istante sembra la sua – per far crollare tutto di nuovo.

In questo processo, esprimere le proprie emozioni diventa un aspetto fondamentale. Parlare di ciò che si prova senza paura di sembrare deboli o esagerati aiuta a dare voce a quel dolore che altrimenti rischierebbe di rimanere soffocato.

Anche i piccoli rituali possono essere di grande aiuto: scrivere una lettera al proprio amico, raccogliere foto e ricordi in un album, creare un angolo della casa dedicato a lui, possono essere gesti che rendono la separazione meno brusca. Sono modi per concretizzare il passaggio dalla presenza fisica a quella emotiva, per accettare che, anche se non è più con noi nel modo in cui eravamo abituati, continuerà a vivere nel nostro cuore e nei nostri pensieri.

Le fasi del lutto

Per comprendere meglio le complessità di questo dolore, possiamo rifarci ad alcune teorie psicologiche che hanno aiutato molte persone ad affrontare il lutto. Una delle più conosciute è il modello delle "Cinque fasi del lutto", sviluppato dalla psichiatra Elisabeth Kübler-Ross e introdotto per la prima volta nel 1969 nel suo libro *On Death and Dying (Scribner; Reissue edition August 12, 2014).* La teoria offre un quadro per capire le emozioni che spesso emergono durante il processo di lutto, non come una sequenza rigida, ma come una guida per riconoscere, dare un nome e accettare i sentimenti che possono accompagnare la perdita. Le fasi di *negazione, rabbia, contrattazione, depressione e accettazione* non si presentano necessariamente in un ordine prestabilito e non tutti le attraversano tutte quante. Alcuni possono rimanere bloccati in una fase per più tempo, altri passano da una all'altra in modo altalenante.

Sebbene il modello di Kübler-Ross fosse inizialmente pensato per descrivere le reazioni di chi si trova ad affrontare la propria fine, nel tempo è stato adattato a diversi tipi di perdita, compresa quella di un animale domestico.

-La negazione

La prima fase, la negazione, spesso è la prima reazione che emerge quando ci rendiamo conto che il nostro cane o il nostro gatto non c'è più. La negazione è un meccanismo di difesa naturale della mente: ci protegge dal dolore più acuto, rendendo la realtà della perdita inizialmente meno intensa. Durante questa fase, potresti sentirti come se nulla fosse cambiato, quasi come se il tuo amico fosse ancora lì da qualche parte. Potresti ritrovarti a cercarlo nei suoi luoghi preferiti, a continuare le vecchie abitudini, a evitare di parlare della sua morte o a ignorare le emozioni più dolorose che il pensiero della sua assenza suscita. Questa reazione non indica mancanza di affetto o incapacità di soffrire, bensì è una sorta di "cuscinetto" emotivo che ci permette di affrontare la sofferenza un po' alla volta. Non c'è niente di strano in tutto questo.

Ognuno affronta la negazione a modo suo: c'è chi si butta a capofitto nel lavoro o nelle faccende quotidiane per non lasciare spazio ai pensieri e chi invece si aggrappa ai ricordi, incapace di lasciarli andare. Alcune persone trovano conforto nel parlare apertamente della loro perdita, altre preferiscono chiudersi nel silenzio. Questa fase può durare giorni, settimane, a volte mesi o anni. Quando la negazione inizia a dissolversi, il dolore si fa più intenso, perché la consapevolezza della perdita diventa inevitabile. È un passaggio necessario, anche se difficile, e affrontarlo può far sentire vulnerabili. Ma accettare la realtà non significa dimenticare, anzi: è proprio in quel momento che il legame con lui assume una nuova forma, fatta di ricordi che cominciano a trovare il loro posto nella propria vita.

-La rabbia

La rabbia è spesso una delle emozioni più difficili da affrontare. Potresti sentirti arrabbiato fin da subito o scoprire che questa emozione emerge solo dopo un po' di tempo. È una reazione del tutto normale, espressione del senso di ingiustizia e impotenza che stai vivendo in questo momento.

In questa fase potresti porti domande come: "Perché proprio a me?"; "Perché il mio compagno di vita è dovuto andarsene così presto?"; "Perché è successo al mio amico e non al cane di qualcun altro?" È il tentativo disperato di dare un senso a una perdita che un senso non ha. Ti aggrappi a qualsiasi cosa per cercare di razionalizzare l'accaduto, per trovare una spiegazione che possa alleviare l'ingiustizia che senti dentro. Ma la verità è che non esiste un motivo che possa davvero placare quella sensazione di impotenza. In questi momenti, la mente cerca disperatamente un colpevole. Potresti prendertela con il veterinario per non aver fatto abbastanza, con il destino per essere stato crudele, o persino con te stesso per non aver intuito i segnali di un problema prima che fosse troppo tardi. Questo bisogno di attribuire la colpa a qualcuno o qualcosa non è altro che un meccanismo di difesa: anche la rabbia, in fondo, è un modo per proteggerti dal dolore più profondo, quello che ancora non sei pronto ad affrontare.

Trattenere o reprimere queste emozioni rischia solo di acuirle, e può rendere ancora più lungo e difficile il processo di guarigione. Prova a parlarne, a scrivere i tuoi pensieri su un diario o a dedicarti a un'attività fisica che ti aiuti a "scaricare" l'energia negativa, come correre, andare in bicicletta o perfino colpire un sacco da boxe. Tutto ciò può offrirti un canale sicuro e costruttivo per liberare le tensioni.

Ogni passo che compi verso l'elaborazione del dolore ti avvicina a un ricordo più sereno del tuo amico, conservando intatto tutto l'affetto che vi ha uniti.

Quando è invece una persona cara ad attraversare la fase della rabbia nel processo del lutto per la perdita del proprio amico a quattro zampe, il tuo ruolo è quello di essere presente e disponibile ad accogliere le sue emozioni senza giudicarle né cercare di dare immediatamente tue spiegazioni. Il confronto con la rabbia è delicato e richiede ascolto attivo: la cosa più utile che puoi fare è dare spazio a ciò che l'altro sente, lasciarlo parlare, anche se le sue parole sembrano forti, aspre o persino ingiuste.

Dimostrare comprensione non significa necessariamente essere d'accordo con ogni affermazione, ma comunicare che i suoi sentimenti sono legittimi e normali per la circostanza di dolore che sta vivendo. In questa fase è cruciale non svalutare ciò che prova, non interromperlo con frasi come: "Non essere arrabbiato" o "Non dovresti prendertela così". Tali atteggiamenti sminuiscono i suoi sentimenti, facendolo sentire incompreso o isolato. Evita anche di darti subito da fare per "risolvere" il problema, offrire consigli non richiesti o proporre soluzioni immediate: in questa fase la persona non cerca risposte, bensì un ambiente accogliente in cui poter sfogare la propria rabbia in sicurezza.

Allo stesso modo, è importante non mostrarti infastidito o, peggio, rispondere con aggressività. Se ti senti a disagio, ricorda che la sua rabbia non è diretta a te come individuo, ma è piuttosto un tentativo di dare voce al dolore, all'ingiustizia percepita o all'impotenza di fronte alla perdita. Non metterti sulla difensiva e non provare a sdrammatizzare con battute fuori luogo. Sii invece paziente, mostrando che sei disposto ad ascoltare senza chiuderti e senza farlo sentire "sbagliato" per ciò che prova.

Può aiutare anche ricordare i momenti belli vissuti con l'animale perduto, se lo ritieni opportuno e se comprendi che la persona è pronta a passare gradualmente da uno stato di rabbia a una dimensione più riflessiva. Ma non forzare mai il passaggio verso il ricordo sereno se non avverti segnali che possa essere utile. Il compito più importante è comunicare alla persona in lutto, sia con le parole sia con l'atteggiamento, che le sue emozioni, per quanto dure, sono legittime, e che tu sei lì, disposto ad accompagnarla attraverso questa difficile fase, senza giudicare e senza paura.

-La contrattazione

La terza fase del lutto, definita "contrattazione", può risultare una delle più complesse da attraversare. In questa fase, come descritto da Elisabeth Kübler-Ross, di solito si cerca di negoziare in qualche modo con il destino, con un potere superiore o persino con se stessi con la speranza di poter modificare la realtà della perdita. È come se la mente, di fronte al vuoto lasciato dall'assenza, tentasse disperatamente di trovare una via d'uscita, una possibilità di ritorno a prima che avvenisse la perdita.

In certi momenti potresti persino cercare un compromesso con qualcosa di più grande di te. Ti ritrovi a pensare frasi che non avresti mai immaginato di pronunciare: "Se solo potessi riaverlo per un altro po', prometto che cambierò tutto", o "Se mi fosse concesso un altro giorno, saprei renderlo felice come merita". Questi interrogativi spesso nascono dalla difficoltà di accettare l'irreversibilità della perdita e dal bisogno umano di cercare una spiegazione o un motivo per ciò che è accaduto. Sono il riflesso del nostro desiderio di riscrivere il passato, di trovare un modo per sfuggire al dolore presente, tornando indietro nel tempo per cambiare qualcosa o sperando in un miracolo che possa riportare indietro ciò che abbiamo perduto. È il bisogno disperato di credere che esista ancora una possibilità, un'ultima occasione per "sistemare le cose", per alleviare il senso di colpa che aleggia in ogni pensiero. Riflettono il tentativo di negoziare l'impossibile, ed è un modo per sentire, anche solo per un istante, di avere il controllo di una situazione che invece ci ha lasciati impotenti.

Il dialogo interno, sebbene doloroso, è una reazione normale al lutto. Anche se sappiamo razionalmente che non possiamo cambiare il passato, questi pensieri possono rappresentare un modo per avvicinarci gradualmente alla realtà della perdita, un passo verso l'accettazione e la guarigione emotiva.

Proprio perché può diventare una sorta di rifugio temporaneo, la contrattazione non dovrebbe trasformarsi mai in una prigione. La difficoltà sta proprio nel non restare intrappolati in questo meccanismo. Continuare a rivivere gli stessi pensieri, a cercare risposte che non esistono, può impedirti di guardare avanti e trovare un nuovo equilibrio.

Se ti accorgi che questa fase si prolunga troppo, impedendoti di avanzare nel tuo percorso di guarigione, potrebbe essere utile cercare un sostegno esterno. Un professionista, come ripeto sempre, può aiutarti a riconoscere quando sei pronto ad abbandonare l'idea di poter "annullare" la perdita e ad accogliere con dolcezza le altre fasi del lutto.

-La depressione

La quarta fase del lutto, la depressione, rappresenta un momento in cui la realtà della perdita diventa innegabilmente presente e concreta. Non si tratta semplicemente di sentirsi tristi, ma di sperimentare un vuoto profondo, una desolazione che sembra invadere ogni aspetto della vita quotidiana. In questa fase, potresti avvertire un senso di impotenza, di disperazione, potresti avere l'impressione che il mondo intorno a te sia cambiato per sempre e non ci sia più nulla a cui aggrapparsi. La depressione legata al lutto può manifestarsi in molti modi: le giornate sembrano scorrere a rallentatore, si perde l'appetito o, al contrario, si cerca conforto nel cibo. Il sonno diventa un lusso, le notti si fanno lunghe e tormentate, oppure il letto diventa un rifugio dal quale è difficile alzarsi. Anche isolarsi da amici e familiari e non trovare alcuna motivazione nelle cose che un tempo davano piacere.

Affrontare la depressione nel lutto non significa eliminarla totalmente, ma imparare a conviverci e ad attraversarla con il giusto supporto.

Ci saranno giorni in cui penserai di non riuscire ad andare avanti, e altri in cui piccoli gesti quotidiani ti sembreranno imprese titaniche.

-L'accettazione

La quinta fase del lutto, l'accettazione, segna il momento in cui smetti di combattere contro la realtà della perdita e inizi a conviverci. Accettare non significa affatto dimenticare o smettere di provare amore e nostalgia verso il tuo amico a quattro zampe. Significa piuttosto trovare un nuovo equilibrio, un modo per andare avanti nella vita, riconoscendo che il dolore può diventare un compagno più silenzioso, meno ingombrante, seppur sempre presente. Quando raggiungi l'accettazione, non è che la tristezza sparisca per magia, ma senti che non domina più ogni tuo pensiero. I momenti di sconforto sembrano alternarsi a periodi in cui riesci a sorridere, a goderti le piccole gioie quotidiane e a riprendere contatto con le persone e le attività che ti stanno a cuore. L'accettazione non segue un percorso lineare: può arrivare a piccoli passi, a volte ci può sembrare di aver fatto progressi per poi tornare indietro. Ed è normale così.

In questa fase potresti accorgerti che ricordare il tuo amico non ti fa più scoppiare in lacrime all'istante, ma ti regala un senso di calore e affetto. Parlarne con gli altri può diventare più semplice: il racconto delle passeggiate insieme, dei giochi, delle buffe abitudini non ti schiaccia più, ma diventa una testimonianza di ciò che c'è stato e rimane vivo dentro di te. Teniamo a mente che non esiste un'unica strada verso l'accettazione. C'è chi decide di adottare subito un altro animale, desideroso di condividere di nuovo amore e compagnia, e chi invece sente il bisogno di aspettare, prendendosi tutto il tempo necessario prima di fare un nuovo passo.

L'accettazione prevede proprio accogliere la perdita come un evento naturale della vita, e questo processo richiede tempo, gentilezza verso se stessi e la volontà di concedersi di tornare a provare gioia.

Il giorno in cui Kira se n'è andata, il mondo è diventato ovattato, irreale. La negazione è stata la prima fase che ho attraversato, ed è stata travolgente, sebbene molto breve. Forse proprio per i quattro mesi della sua malattia, che mi avevano preparato in minima parte all'inevitabile, la negazione è durata solo un istante, ma in quell'istante è stato come se tutto dentro di me si fosse fermato. Mi sembrava impossibile che lei non sarebbe più stata lì. Un cortocircuito nella mente, una frattura nell'anima. Ho avuto l'illusione che tutto fosse un errore, che da un momento all'altro l'avrei vista comparire, che fosse solo un brutto sogno dal quale mi sarei svegliato. Ma quel momento è svanito quasi subito, lasciando il posto alla rabbia, alla consapevolezza dolorosa che qualcosa di prezioso e insostituibile era stato spezzato per sempre.

Anche questa seconda fase, la rabbia, mi ha sfiorato soltanto per poco tempo. Non ho mai cercato un colpevole, ma dentro di me ribolliva la frustrazione per un destino che mi sembrava ingiusto. Mi arrabbiavo con la vita, con il tempo, con quella regola spietata che impone una fine a tutto ciò che è bello. Era inaccettabile pensare che qualcosa di così puro e profondo fosse stato interrotto. Undici anni di amore e poi... il silenzio. Fortunatamente anche la rabbia si è dissolta in fretta, sostituita da un senso di inevitabilità a cui, in qualche modo, mi ero preparato.

La contrattazione è stata forse l'unica fase che non ho attraversato. O meglio, il mio tentativo di negoziare con la realtà è avvenuto nei quattro mesi della sua malattia. In quel periodo avevo già dovuto fare i conti con l'inevitabile, considerando ogni giorno come un dono prezioso, senza illusioni. Sapevo che il tempo era limitato e che non c'era nulla che potessi fare per fermarlo.

Ma la fase più difficile, quella che mi ha colpito con una violenza devastante, è stata la depressione. È iniziata la notte stessa della sua scomparsa, un buco nero che mi ha inghiottito e che sembrava non volermi più lasciar andare. Le giornate scorrevano senza più un senso: non avevo voglia di fare nulla, di vedere nessuno, nemmeno le persone più vicine. La casa era diventata troppo silenziosa, il tempo si dilatava, e io mi sentivo sospeso tra passato e presente, incapace di immaginare un futuro senza di lei.

Poi, lentamente, la luce è tornata. La fase dell'accettazione non è arrivata in un momento preciso, ma gradualmente, poco alla volta, ci sono voluti mesi. Il supporto delle terapie, il sostegno costante di Valentina e di Lilla sono stati fondamentali. Ho iniziato a rivedere le sue foto senza sentire le fitte al petto, a ricordare i momenti felici con più serenità e meno dolore. Mi capita ancora di provare una stretta al cuore quando parlo di lei o quando un ricordo riaffiora all'improvviso, ma subito dopo mi metto a sorridere pensando a quanto sia stato fortunato ad averla avuta accanto a me per undici meravigliosi anni.

Sai, il lutto non segue regole precise. Onde che si infrangono su di noi in momenti inaspettati, emozioni che riemergono quando meno te lo aspetti. Ma col tempo si impara a navigarle, a lasciare che il dolore diventi parte di noi senza travolgerci. Oltre al dolore c'è l'amore, e l'amore che ho provato per Kira continua a vivere in me, nei ricordi che custodisco con gratitudine, in ogni pensiero, in ogni battito del mio cuore. E questo, alla fine, è ciò che conta davvero.

UN PERCORSO PERSONALE E UNICO

Il lutto per la perdita di un amico a quattro zampe è un'esperienza tanto complessa quanto personale, che non segue schemi fissi o regole prestabilite. Non tutti attraversano le cinque fasi del lutto nello stesso modo, e non è raro che alcune di queste vengano saltate, vissute con un ordine diverso o vissute più volte. Può capitare di vivere più fasi contemporaneamente, mentre altre volte si ha la sensazione di aver superato un certo stato d'animo solo per poi ritrovarcisi immersi di nuovo a distanza di tempo. Questo accade perché il dolore è un processo intimo, influenzato da mille sfumature: il carattere di chi lo vive, la profondità del legame con il compagno scomparso, le circostanze della perdita e tante altre variabili.

Le cinque fasi, descritte originariamente da Elisabeth Kübler-Ross, non vanno viste come una scaletta rigida da seguire passo dopo passo, ma piuttosto come una mappa che suggerisce alcune tappe emotive che potresti incontrare lungo il cammino. È perfettamente normale, ad esempio, iniziare provando rabbia per poi passare alla contrattazione, tornare a un momento di rabbia, fermarsi nella malinconia della depressione e poi, pian piano, giungere all'accettazione. C'è da dire che, anche una volta trovato un certo equilibrio, basta magari una data come l'anniversario della scomparsa o un ricordo inaspettato per rievocare sentimenti di rabbia o malinconia, riportandoci a una fase che pensavamo conclusa. Questo non è un segno di debolezza o di regressione, ma una parte naturale dell'elaborazione del lutto.

Il modello delle cinque fasi è un utile riferimento, uno strumento che può aiutarci a dare un nome a ciò che proviamo. Ciò che conta davvero è essere gentili con noi stessi, riconoscere le nostre emozioni per quello che sono e capire che il lutto è un viaggio personale, fatto di passi avanti, qualche passo indietro e molta comprensione verso le nostre sensazioni più intime.

Il lutto complicato

La perdita di un amico a quattro zampe può, in alcuni casi, trasformarsi in un vero e proprio "lutto complicato". Questo termine indica una condizione in cui il dolore non segue il suo corso naturale e non si attenua con il passare del tempo, ma finisce per influenzare profondamente la vita di tutti i giorni. Ma come si passa da un normale processo di lutto a qualcosa di così difficile da superare? Ti spiego. Il lutto complicato può insorgere quando l'elaborazione del dolore viene ostacolata o interrotta per vari motivi: una morte improvvisa e traumatica, l'assenza di un sistema di supporto o altre difficoltà emotive o psicologiche già presenti. In queste circostanze, la sofferenza non diminuisce gradualmente, ma rimane intensa, a volte peggiora, e sembra non dare tregua. Chi vive un lutto complicato può essere tormentato da pensieri intrusivi sulla perdita, sentire un vuoto incolmabile, percepire che una parte di sé se n'è andata insieme al proprio compagno a quattro zampe. Spesso si fa fatica ad accettare la realtà dell'assenza, e trovare un senso nella propria vita può diventare un'impresa ardua. Queste emozioni profonde possono anche avere conseguenze fisiche: difficoltà a dormire, perdita di appetito e un generale declino della salute psicofisica.

Alcune situazioni aumentano il rischio che il dolore si trasformi in lutto complicato. Ad esempio, se il proprio cane era percepito come un sostegno insostituibile, l'unica fonte di conforto, compagnia o stabilità, la sua scomparsa lascia un vuoto enorme. Se poi il lutto si somma ad altri eventi difficili come problemi di salute, situazioni lavorative incerte o altre perdite, la capacità di elaborarlo può risultare ancora più compromessa.

Esistono diverse sfumature di lutto complicato: il lutto cronico (la sofferenza non si attenua con il passare del tempo), quello ritardato (dove il dolore emerge a distanza di tempo), quello esagerato (con reazioni particolarmente intense) e quello mascherato (dove il dolore si manifesta con sintomi fisici o comportamentali senza un apparente collegamento alla perdita). Riconoscere che si sta vivendo un lutto complicato non è facile, ed è il primo passo per cercare aiuto.

-Lutto cronico

Il lutto cronico è forse la forma più diffusa di lutto complicato e si riconosce dal fatto che il dolore non diminuisce nemmeno dopo molto tempo dalla perdita. Mentre in un lutto "normale" la sofferenza tende gradualmente ad attenuarsi con il passare dei mesi, nel lutto cronico il sentimento di vuoto e mancanza può persistere per anni. Chi vive questa condizione si sente spesso intrappolato nella propria sofferenza. È la sensazione di essere bloccati in un ciclo infinito di malinconia e rimpianto, incapaci di vedere una via d'uscita. In questi casi, si potrebbe avere una così grande difficoltà ad accettare la realtà della perdita da influenzare tutti gli ambiti della vita. Si possono sperimentare depressione, ansia e un senso di isolamento sociale, faticando a portare avanti le attività quotidiane e riuscendo con difficoltà a mantenere relazioni importanti. Anche le cose che un tempo facevano provare piacere e soddisfazione ora appaiono vuote, prive di senso. È come se il mondo avesse perso i suoi colori, lasciandoci immersi in una sorta di nebbia emotiva dalla quale è difficile uscire.

Come in tutti gli altri casi, l'aiuto di un professionista può essere fondamentale per trovare un nuovo equilibrio.

-Lutto ritardato

Il lutto ritardato, invece, si manifesta quando le emozioni legate alla perdita non emergono subito, ma rimangono nascoste sotto la superficie, quasi sospese, per riaffiorare all'improvviso dopo un certo tempo. A volte passano giorni, settimane, mesi o persino anni prima che i sentimenti di tristezza, vuoto e nostalgia si facciano strada, spesso in modo inaspettato.

A volte siamo talmente presi dalla necessità di andare avanti, di essere forti per gli altri o di affrontare le mille sfide quotidiane, che non ci concediamo il tempo di elaborare davvero la perdita. Questa forma di lutto può colpire più facilmente chi ha alle spalle una storia di depressione, disturbo post-traumatico da stress o altre esperienze difficili, ed è probabile che si verifichi dopo una perdita improvvisa e inaspettata.

Quando il lutto ritardato si manifesta, può portare con sé un misto di sintomi emotivi e fisici: sensazione di distacco, tristezza persistente, ricordi e pensieri intrusivi sul compagno scomparso, difficoltà a provare piacere nelle attività di un tempo, alterazioni del sonno, dell'appetito e persino tensioni muscolari o disturbi digestivi. Spesso bastano piccoli stimoli come vedere una foto del proprio amico peloso o visitare un luogo legato a lui per far riaffiorare questi sentimenti con una forza improvvisa.

Anche in questo caso, non esistono regole fisse né un calendario per la comparsa e la durata del lutto ritardato. Ciò che conta è riconoscere la legittimità delle proprie emozioni, qualunque sia il momento in cui emergono.

-Il lutto esagerato

Il lutto esagerato è una forma di lutto complicato in cui la reazione alla perdita risulta ben oltre la portata del dolore "normale". Qui, la tristezza non solo è intensa, ma arriva a mettere in seria difficoltà la persona nella sua vita di tutti i giorni. Le emozioni sono così forti e ingestibili da far sentire chi ne soffre come sopraffatto, incapace di trovare un qualsiasi punto di appoggio. La sofferenza non si attenua, ma cresce come un'onda che travolge tutto, lasciando chi lo vive in balia di emozioni ingestibili.

In situazioni di lutto esagerato, possono verificarsi comportamenti estremamente intensi e fuori controllo, come lunghi pianti inconsolabili, improvvise esplosioni di rabbia o sintomi fisici estremi, come gli attacchi di panico. A volte, può comparire un senso di colpa paralizzante, la convinzione di non aver fatto abbastanza per l'amico amato, oppure l'emergere di pensieri autolesionistici. L'ansia, la disperazione e la depressione possono diventare compagni costanti, mentre ci si sente sempre più isolati e incapaci di trovare sollievo nel supporto di chi ci sta intorno. Si finisce per restare nella propria solitudine, convinti che nessuno possa davvero capire la profondità della nostra sofferenza.

Le cause di questo lutto così intenso sono molteplici: il legame profondissimo con l'amico a quattro zampe, esperienze di lutto o traumi passati mai superati davvero, oppure una predisposizione della personalità a reagire in modo particolarmente emotivo, quindi a seconda del livello di sensibilità di chi subisce la perdita.

Anche l'ambiente gioca il suo ruolo: quando manca un sistema di supporto o non ci si sente compresi, la sofferenza può farsi ancora più acuta. Se ci si accorge di vivere un lutto esagerato, è importante chiedere aiuto. Sentirsi compresi, ascoltati senza giudizio e sapere di non essere soli nella sofferenza aiuta a trovare un po' di sollievo, perché nessuno dovrebbe attraversare un dolore così grande da solo.

-Il lutto mascherato

Il lutto mascherato è una forma di lutto complicato particolarmente subdola, perché il dolore non si mostra apertamente nella sua forma più riconoscibile: si nasconde dietro sintomi che, all'apparenza, sembrano non avere nulla a che fare con la perdita. Invece di manifestarsi con tristezza, nostalgia o sconforto evidenti, si traveste da altri disturbi, spesso di natura fisica o psicologica. Questo può rendere molto difficile capire che i sintomi di cui si soffre, per esempio un mal di testa persistente, dolori muscolari, problemi allo stomaco, ma anche ansia, depressione o comportamenti fuori dal normale, hanno in realtà un'unica causa. Il corpo e la mente cercano un modo tutto loro per esprimere il dolore della perdita, ma in maniera indiretta, perché dentro non ci si sente ancora pronti a guardarlo in faccia. La verità è che il dolore, se non viene affrontato, trova sempre il modo di farsi sentire, anche in forme che non riconosciamo subito. Rendersi conto che questi sintomi potrebbero essere il risultato di un lutto non elaborato è il primo passo per trovare sollievo. Se i problemi persistono senza alcuna causa apparente, vale la pena chiedersi: "Sto evitando di pensare alla perdita del mio amico? Sto cercando di ignorare le mie emozioni legate a quel vuoto nella mia vita?" Spesso, un terapeuta specializzato nel lutto può aiutare a mettere in luce questa connessione, accompagnando la persona nel riconoscere e affrontare il dolore profondo che si nasconde dietro i sintomi fisici o psicologici. Portare alla luce il lutto mascherato significa, in fondo, concedersi la possibilità di dare un nome e uno spazio alle proprie emozioni, di esprimerle senza vergogna e senza paura di essere giudicati.

È importante ricordare che il lutto complicato, in qualunque forma si presenti, è una condizione seria che può richiedere aiuto esterno. Ma con il giusto sostegno, è possibile sciogliere questi nodi e ritrovare, passo dopo passo, un nuovo equilibrio emotivo.

Fasi del lutto e lutto complicato

C'è un legame tra le diverse fasi del lutto e le tipologie di lutto complicato, che risiede nella dinamica con cui il processo naturale di elaborazione del dolore può trasformarsi in una condizione più complessa e debilitante. Per comprendere questa relazione è utile analizzare come le fasi del lutto, proposte nel modello di Elisabeth Kübler-Ross, possono essere vissute in modo amplificato, alterato o bloccato, contribuendo allo sviluppo di diverse forme di lutto complicato.

Capire il legame tra le fasi del lutto e le tipologie di lutto complicato è fondamentale per intervenire in modo efficace. Riconoscere dove una persona si trova nel processo e identificare i blocchi o le deviazioni dal percorso naturale permette di personalizzare il supporto terapeutico.

IL LUTTO NEL BAMBINO

Uno sguardo tra passato e presente

In passato, i bambini avevano un ruolo molto più attivo nel processo del lutto rispetto a oggi. Venivano coinvolti nella preparazione del corpo, nella veglia, nel funerale e nella sepoltura, imparando così, passo dopo passo, a conoscere e accettare la morte come una parte naturale della vita. Questa "scuola" del lutto avveniva in maniera spontanea, grazie al contatto diretto con gli adulti e alla loro presenza rassicurante, e permetteva ai più piccoli di sviluppare un rapporto più sereno e meno spaventoso con la perdita.

Essere partecipi in questi momenti non significava caricare i bambini di un peso insostenibile, al contrario. Attraverso l'osservazione e il coinvolgimento, i piccoli comprendevano che la morte non è un evento isolato e misterioso, ma un passaggio che fa parte dell'esperienza umana. Vedendo come gli adulti reagivano, condividendo le lacrime ma anche il conforto corrisposto, i bambini imparavano che provare tristezza è normale, e che le emozioni possono trovare uno sbocco nella condivisione e nel sostegno reciproco. In un contesto così solidale, i bambini scoprivano anche che dire addio, per quanto doloroso, è un gesto importante per iniziare a guarire.

Oggi, al contrario, spesso tendiamo a proteggere i più piccoli dalla realtà della morte. Li teniamo lontani dai funerali, dalle cerimonie e, a volte, perfino dalle conversazioni sulla perdita. L'intento è comprensibile: lo facciamo con le migliori intenzioni, pensando di risparmiarli da un peso troppo grande per le loro spalle. Tuttavia, evitando completamente l'argomento, rischiamo di generare in loro confusione e ansia. Se la morte diventa un tabù, i bambini potrebbero immaginarla come qualcosa di ancora più terribile e incomprensibile, sentendosi soli e impreparati ad affrontarla.

Far fronte al lutto insieme a loro, invece, significa offrire una guida sicura in un momento di smarrimento. Si tratta di accompagnarli nel comprendere il dolore, adattando il linguaggio alla loro età, rispondendo alle loro domande con sincerità, senza timore. Lasciare che partecipino, nei modi più adatti a loro, può trasformarsi in un'opportunità di crescita emotiva. Vedendo gli adulti affrontare il lutto con forza e vulnerabilità, capiscono che non è qualcosa da temere, ma da vivere con consapevolezza. Scoprono che le emozioni non vanno soffocate, ma espresse; che il ricordo non svanisce, ma si trasforma in qualcosa di prezioso. Dopotutto, comprendere la perdita significa imparare ad amare con più consapevolezza, senza paura di ciò che è destinato a finire, ma con la gratitudine per ciò che è stato.

Spiegare la morte di un cane ai bambini – errori comuni e conseguenze

Per un bambino, la morte di un animale caro può essere straziante, quasi come quella di un familiare. Gli animali sono spesso compagni di gioco, di coccole, di avventure quotidiane. Soprattutto se sono cresciuti insieme, il bambino ha costruito con il suo amico peloso, diventato un punto di riferimento affettivo fondamentale, un legame profondo. È importante che l'adulto riconosca il valore di quel legame offrendo ascolto, comprensione e sostegno. Aiutare il bambino a comprendere e accettare l'accaduto è un passo importante per la sua crescita emotiva e la sua capacità di affrontare perdite future.

Quando un animale domestico muore, il modo in cui gli adulti lo comunicano ai bambini può influenzare profondamente il loro modo di elaborare il lutto e il rapporto futuro con la morte e le emozioni. A volte, quando si deve annunciare a un bambino la morte del suo amico a quattro zampe, l'obiettivo di proteggerlo può spingere i genitori a fare scelte che, alla lunga, non aiutano ad affrontare la perdita. Per questo, quando arriva il momento di dire addio, è fondamentale che gli adulti sappiano gestire la situazione con delicatezza e sincerità, senza cadere in errori che, pur derivanti da buone intenzioni, possono rendere ancora più difficile accettare la realtà.

Ecco un elenco degli errori più comuni e le loro possibili conseguenze emotive e psicologiche sui bambini:

1. **Usare eufemismi come "è andato via" o "si è addormentato"**

Dire che il cane è andato via può essere percepito dal bambino come un abbandono volontario. Potrebbe pensare: *Cosa ho fatto di sbagliato per farlo andare via?*, oppure: *Se è andato, perché non torna?* Questo può generare un senso di colpa e di responsabilità, portando il bambino a credere di essere in qualche modo la causa dell'allontanamento. Potrebbe pensare di non essere stato abbastanza bravo a occuparsi del suo cane, o sentirsi abbandonato. Inoltre, se i genitori non sono sinceri, il bambino potrebbe perdere fiducia in loro e fare fatica a condividere le proprie emozioni in futuro.

Allo stesso modo, dire che il cane si è addormentato può confondere il bambino, che potrebbe sviluppare una paura del sonno, temendo che anche lui o i suoi cari non si sveglino più. Questa confusione può portare a disturbi del sonno o ansia generalizzata.

Stati d'animo e conseguenze : Le conseguenze di quanto sopra esposto potrebbero portare i bambini a un aumento dell'insicurezza, difficoltà a fidarsi degli altri e persino ansia legata alla separazione. Potrebbero iniziare a fare domande ripetitive, cercando di colmare le lacune nella loro comprensione, o evitare conversazioni sul tema della morte per paura di toccare qualcosa di "proibito".

2. **Frasi come "era solo un cane"**

Questo genere di frasi può far sentire il bambino sminuito nei suoi sentimenti. Il messaggio implicito è che il loro dolore non è reale o che la loro sofferenza è esagerata.

Stati d'animo e conseguenze : La minimizzazione del dolore può far sentire il bambino isolato e non compreso. Potrebbe iniziare a evitare di esprimere le proprie emozioni per paura di essere giudicato. Questo atteggiamento può avere conseguenze a lungo termine, portando il bambino a interiorizzare l'idea che esprimere dolore o vulnerabilità sia un segno di debolezza. Inoltre, potrebbe avere difficoltà a elaborare le perdite future, affrontandole con distacco piuttosto che con un sano processo emotivo.

3. **Evitare di parlare della morte**

Non affrontare il tema della morte lascia un vuoto di comprensione che i bambini tenteranno di riempire da soli. Senza una spiegazione chiara, potrebbero immaginare scenari spaventosi o irreali, come pensare che il cane possa tornare o che sia stato rubato. L'assenza di una comunicazione aperta può anche far percepire la morte come un tabù, qualcosa di cui non si deve parlare, e priva il bambino della possibilità di dare un senso alla perdita.

Stati d'animo e conseguenze : Come accennato nel paragrafo precedente, la mancanza di spiegazione della morte del proprio amico a quattro zampe può portare i bambini a provare le sensazioni sopra descritte. Per questo motivo è fondamentale accompagnarli nella consapevolezza della perdita.

4. **Sostituire subito il cane con un altro**

Adottare immediatamente un nuovo animale può inviare al bambino il messaggio sbagliato: quello che i legami affettivi sono facilmente sostituibili. Il bambino potrebbe sentirsi obbligato ad accettare il nuovo arrivato, reprimendo il proprio dolore per non sembrare ingrato e senza aver avuto il tempo di elaborare il lutto.

Stati d'animo e conseguenze : Questo comportamento può impedire al bambino di elaborare il lutto in modo sano, e un'elaborazione incompleta della perdita può far sviluppare difficoltà nel creare legami futuri. Il bambino potrebbe anche provare senso di colpa per non riuscire ad affezionarsi subito al nuovo animale o sentirsi costretto a dimenticare troppo in fretta il vecchio amico. Inoltre, potrebbe sentirsi frustrato o arrabbiato con gli adulti per non aver rispettato i suoi tempi emotivi.

5. **Nascondere il proprio dolore**

Se gli adulti nascondono il proprio dolore o fingono che tutto vada bene, il bambino potrebbe pensare che provare emozioni sia sbagliato o inaccettabile, o che il dolore sia qualcosa di cui vergognarsi. Vedere gli adulti che non parlano della perdita o non mostrano emozioni può portarlo a reprimere i propri sentimenti, anziché affrontarli in modo sano.

Stati d'animo e conseguenze: Il bambino potrebbe sentirsi isolato nel proprio lutto, pensando di essere l'unico a soffrire per la perdita, incapace di capire se il suo dolore sia giusto o esagerato. Inoltre, potrebbe sviluppare una difficoltà nel gestire le proprie emozioni, imparando a soffocarle piuttosto che affrontarle con consapevolezza.

Strategie per evitare errori

Affrontare la morte di un animale domestico con un bambino è un momento delicato, che richiede empatia e rispetto per i suoi sentimenti, ed è fondamentale comunicarla in modo chiaro, sincero e con un linguaggio adatto all'età del bambino. Per aiutarlo a elaborare il lutto in modo sano, è fondamentale evitare errori comuni e adottare strategie che favoriscano la comprensione e il conforto.

Per evitare questi errori ecco di seguito alcune strategie.

1. **Essere diretti e onesti**

Spiega cosa è successo utilizzando un linguaggio semplice ma accurato. Ad esempio: "Kira era molto malata e il suo corpo non poteva più guarire. Ora non sente più dolore, ma non potrà tornare da noi". Questo aiuta il bambino a comprendere la realtà della perdita senza false speranze o paure. Questo approccio permette al bambino di vivere il proprio dolore in modo più sano e di sentirsi rispettato nelle sue emozioni.

2. **Validare i sentimenti**

Riconosci il dolore del bambino. Puoi dire qualcosa come: "Capisco che sei triste. Anch'io lo sono. È normale sentirsi così quando perdiamo qualcuno che amiamo tanto". È molto importante dare valore alle sue emozioni e fargli capire che la tristezza che prova è normale e legittima. Questo aiuta il bambino a sentirsi meno solo nel suo dolore, a capire che ciò che prova è normale, e a sentirsi libero di esprimere le proprie emozioni.

3. **Mostrare il proprio dolore**

Non bisogna avere paura di mostrare le proprie emozioni di fronte al bambino. Far vedere che anche gli adulti sono tristi o commossi insegna che la sofferenza è naturale e che non c'è nulla di sbagliato o di cui vergognarsi nel piangere o sentirsi malinconici. Condividere il dolore, parlare apertamente di come ci si sente, dire ad esempio: "Anche a me manca tanto Kira, mi fa sentire meglio parlarne con te" può rafforzare il legame emotivo e creare uno spazio sicuro in cui rendere più autentico e sereno il processo di elaborazione del lutto.

4. Dare tempo e spazio

Ognuno affronta il dolore a modo proprio, e i bambini non fanno eccezione. Permetti al bambino di elaborare il lutto con i suoi tempi. Non forzarlo a dimenticare o a superare la perdita in fretta. Piuttosto, accompagnalo nel suo percorso emotivo senza imporre soluzioni. Concedigli la libertà di fare domande, di piangere o anche solo di stare in silenzio. È importante creare un ambiente familiare in cui tutti possano esprimersi liberamente, affrontando insieme il dolore e trovando conforto nella condivisione. Vivere il dolore in modo autentico, riconoscendo ogni emozione e sostenendosi a vicenda, è un passo importante per accettare la realtà e iniziare, insieme, il difficile percorso verso la guarigione.

5.Creare rituali di commiato

Organizzare un piccolo rito di addio può essere un modo concreto per aiutare il bambino a salutare il suo amico a quattro zampe e a dare un senso alla perdita. Non è necessario qualcosa di complicato: può bastare un momento in famiglia in cui si ricordano i momenti felici, si raccontano aneddoti e si esprimono i propri sentimenti. Come per gli adulti, anche per i bambini piantare un fiore o un albero in un posto importante può offrire un luogo simbolico dove tornare a pensare al proprio cane, a parlargli in silenzio e sentirlo ancora vicino.

Un insegnamento prezioso

La perdita di un animale domestico, per quanto dolorosa, può diventare un'occasione per aiutare il bambino a comprendere l'amore, la fragilità della vita e l'importanza dei legami, mostrando che anche la tristezza è parte dell'esperienza umana. Permettigli di vivere le sue emozioni: piangere, ricordare e condividere il dolore, così che possa affrontare questa perdita con strumenti emotivi utili per le inevitabili sfide della vita, sviluppando consapevolezza e resilienza.

Bambini più piccoli (0-3 anni)

I bambini più piccoli, pur non comprendendo il concetto di morte, possono percepire cambiamenti nell'atmosfera familiare. Potrebbero diventare più agitati o bisognosi di attenzioni, ed è importante rispondere loro con affetto e mantenere una routine stabile per farli sentire al sicuro. La presenza calorosa degli adulti sarà più significativa di qualsiasi spiegazione.

Bambini dai 3 ai 5 anni

Con la crescita i bambini iniziano a farsi domande sulla morte, anche se possono vederla come qualcosa di temporaneo. In questa fase, potrebbero persino credere di essere responsabili della perdita. È importante rassicurarli con parole semplici e dirette: "Non è successo per colpa tua, a volte gli animali si ammalano o diventano anziani, e il loro corpo non riesce più a guarire". Queste spiegazioni, concrete ma gentili, aiutano a dissipare paure e sensi di colpa.

Bambini dai 5 ai 10 anni

A mano a mano che crescono, iniziano a comprendere che la morte è definitiva e potrebbero fare domande più complesse, come cosa accade al corpo del loro amico o se provi ancora qualcosa. È fondamentale rispondere con rispetto e sincerità, spiegando il processo in termini comprensibili o condividendo, se richiesto, le proprie credenze personali. Si può dire: "Il suo corpo ora riposa, ma i ricordi di lui vivranno sempre dentro di noi". Accogliere ogni domanda e sentimento senza giudicare crea uno spazio sicuro in cui il bambino può metabolizzare l'evento e sentirsi meno solo.

Pre-adolescenti (11-12 anni)

I pre-adolescenti, invece, spesso cercano modi più autonomi per affrontare il dolore, magari confidandosi con gli amici, scrivendo o dedicandosi alle proprie passioni. È essenziale rispettare questa autonomia, ma far sapere che il supporto è sempre disponibile. Frasi come: "So che è un momento difficile per te. Quando vuoi parlarne, io sono qui" offrono conforto e mostrano che le emozioni sono accolte senza giudizio.

Ogni bambino vive il lutto in modo unico e l'empatia, la disponibilità e un ambiente pieno d'amore sono fondamentali per aiutarlo. Se non si hanno risposte, un semplice "Non lo so" può essere rassicurante e insegnargli che non sempre esistono risposte certe. Con il giusto sostegno, i ricordi più dolorosi si trasformeranno in dolci memorie, mantenendo vivo l'amore per l'amico a quattro zampe e costruendo una visione più resiliente e consapevole della vita e della morte.

Parole e frasi di conforto

Quando un amico o un familiare perde il proprio animale domestico, trovare le parole giuste non è facile. L'importante è comunicare comprensione, vicinanza e rispetto per il dolore che stanno vivendo.

Di seguito alcune espressioni che possono aiutare.

"*Mi dispiace tanto per la tua perdita. Il tuo compagno era davvero speciale*".

"Ti andrebbe di raccontarmi qualcosa di bello che avete vissuto insieme?"

"Non posso immaginare quanto sia difficile questo momento per te. Se c'è qualcosa che posso fare, non esitare a chiedere".

"Il tuo amico a quattro zampe ha avuto una vita piena di amore grazie a te. Spero che i ricordi felici possano darti un po' di conforto".

"Prenditi tutto il tempo di cui hai bisogno. Non c'è fretta di stare meglio".

"Posso aiutarti con qualcosa? Magari con delle commissioni o accudendo gli altri animali?"

"Ti andrebbe di fare una passeggiata o di trascorrere un po' di tempo insieme, quando te la senti?"

"Sono qui per te, in qualsiasi momento. Non esitare a cercarmi, anche solo per parlare".

"Se senti il bisogno di compagnia o vuoi sfogarti, chiamami pure".

"Capisco se adesso preferisci stare solo. Quando avrai voglia di un po' di compagnia, sarò qui ad aspettarti".

Queste frasi trasmettono empatia, comprensione e disponibilità. Non servono grandi promesse o gesti plateali, bastano sincerità e la volontà di esserci, perché la vera cura sta nel far sentire chi soffre capito e sostenuto.

Parole e frasi da evitare

Ci sono momenti in cui, nonostante le buone intenzioni, le parole che scegliamo possono ferire più che confortare. È fondamentale evitare frasi che, anche senza volerlo, possono suonare come una minimizzazione del dolore o un giudizio. Purtroppo, certe espressioni possono far sentire chi è in lutto ancora più isolato, dando la sensazione che il suo dolore non venga compreso o, peggio, sia considerato esagerato.

Ecco alcuni esempi di ciò che sarebbe meglio non dire.

"Era solo un cane/gatto".

“Puoi sempre prenderne un altro".

"Non è come perdere una persona".

"Adesso è in un posto migliore".

"Non sentirti così male".

"Devi essere forte per i bambini".

"Sapevi che sarebbe morto prima di te".

"Tutto succede per una ragione".

"Ora puoi viaggiare di più".

"Meglio liberarti dei suoi giochi".

"Il tempo guarisce tutte le ferite".

"Concentrati solo sui bei momenti".

"So come ti senti".

"Ti riprenderai in fretta".

"Non è poi una grande perdita".

"Non è poi così grave, era solo un animale".

ATTIVITÀ E CONSIGLI PER LE PERSONE IN LUTTO

Per molti, la relazione con un cane o un gatto rappresenta una fonte costante di amore, compagnia e sicurezza emotiva, e il vuoto lasciato dalla loro perdita non può essere colmato con un semplice "andrà meglio". L'obiettivo non è cercare di "aggiustare" il dolore dell'altro, ma accoglierlo con rispetto ed empatia. In quei momenti, a volte stare in silenzio è la cosa migliore, e un semplice "Sono qui per te" può fare molto più di quanto immagini. L'amore per un compagno di vita a quattro zampe merita rispetto e comprensione, e riconoscere il dolore dell'altro è il primo passo per aiutarlo a guarire.

Non c'è solo la nostra esperienza personale a ricordarci quanto possa essere difficile affrontare la morte di un animale amato, ma anche quella di persone a noi care, che hanno vissuto lo stesso dolore. Mi torna in mente Akira, la Labrador di un carissimo amico. Akira era una "fuori taglia" per essere una Labrador, era altissima, un cane con competenze eccezionali, aveva ottenuto il brevetto di soccorso in acqua insieme al suo proprietario, che la venerava, l'amava con tutto se stesso.

Poi, un male improvviso, di quelli che non ti danno preavviso.

Ricordo con nitidezza il momento in cui Akira è stata fatta salire in macchina per non tornare più. Sapevo che sarebbe stato il suo ultimo viaggio, ma niente poteva prepararmi davvero a quell'addio. Guardavo il mio amico e non trovavo niente da dire. Non avevo strumenti per alleviare il suo dolore, né per affrontare il mio. Ero disarmato, fragile, perso.

La verità è che anche io ero molto legato ad Akira. L'avevo "vissuta" appieno, proprio come Kira. Per me non era semplicemente il cane di un amico: era una compagna affettuosa, una presenza rassicurante, un'amica speciale. Anche la nostra cucciolona l'aveva adorata, e vederla andar via in modo così inaspettato mi ha lasciato un vuoto enorme.

Mentre la guardavo per l'ultima volta, non sono più riuscito a trattenere le lacrime. Tutte le emozioni, il senso di perdita, la consapevolezza di non poter fare nulla per cambiare le cose mi hanno travolto. In quel frangente ho capito quanto sia difficile offrire sostegno quando si è sopraffatti dallo stesso dolore. Avrei voluto trovare le parole giuste per il mio amico, un gesto che potesse alleggerirgli il cuore, ma mi sono sentito impotente e impreparato.

Oggi so che non c'è nulla di sbagliato in questo: non sempre riusciamo a essere la roccia per chi soffre. A volte siamo semplicemente due persone che condividono la stessa tristezza, sperando di trovare, l'uno nell'altro, almeno la certezza di non essere soli. A volte basta condividere il peso di quel dolore, essere semplicemente presenti e ricordare all'altro che si può piangere insieme.

Quando perdi un cane non perdi solo un animale. Perdi il respiro che ti svegliava al mattino, lo sguardo che sapeva leggerti dentro, il ritmo costante che dava senso alle tue giornate. Eppure il mondo intorno a te non ti concede il tempo per comprendere, per accettare, per piangere: continua a girare come se nulla fosse accaduto, e tu resti fermo, in un dolore che sembra non trovare spazio nella fretta della quotidianità.

E non sempre si trovano la comprensione e il calore che ci si aspetterebbe. Anche per noi, come per tanti altri, il dolore della perdita di Kira è stato amplificato dall'incomprensione di chi non riusciva a cogliere l'essenza del nostro legame con lei: quando ci chiedevano della nostra Kira e spiegavamo che purtroppo non c'era più, non avvertivamo una vera vicinanza da parte di tutti. A volte sentivamo l'aria riempirsi di quel silenzio imbarazzato, di quel sorriso appena accennato che sembrava dire: "In fondo era solo un cane". Ma io sapevo che era il mio conforto nei giorni più bui, il rifugio sicuro nei momenti di solitudine. Era quella presenza discreta che non ha mai chiesto nulla, ma che ha sempre dato tutto. E ora che non c'era più, mi sentivo come un albero spogliato dal vento, fragile, esposto, denudato.

Le parole degli altri rimbalzavano nell'aria come foglie morte. "Prendine un altro" mi dicevano, come se l'amore fosse qualcosa di sostituibile, un oggetto da rimpiazzare. "Era anziana" mi sussurravano con timidezza, quasi che il tempo potesse rendere più lieve il distacco.

E io restavo lì, incapace di rispondere, in bilico tra la rabbia e il dolore, a misurare le persone con un metro che non avevo mai usato prima. Scoprii che alcuni mi capivano senza bisogno di parole, mentre altri restavano lontani, incapaci di comprendere quanto grande fosse quella perdita, che avevo perso un pezzo di me stesso.

E allora mi rifugiavo nei gesti di sempre, nella quotidianità che sa di abitudine e conforto, ma ogni cosa portava il suo nome, il suo odore, la sua assenza. E quella casa, così piena di ricordi, ora sembrava solo un guscio vuoto, troppo grande, troppo silenzioso.

Con il tempo impari a sopravvivere all'assenza, a camminare con quel peso nel petto, con l'eco di passi che non c'erano più. Imparai a sorridere, ma era un sorriso stanco, intriso di nostalgia. Perché la verità è che non si smette mai di amare, non si smette mai di sentire la sua presenza in ogni respiro, in ogni piccolo gesto che una volta apparteneva a voi due. Un cane non se ne va mai davvero, resta incastonato nei giorni, nelle abitudini, nel battito del cuore. Un cane, quando entra nella tua vita, ci resta per sempre.

Solo poche persone, quelle che avevano vissuto davvero Kira e colto la sua essenza, ci hanno fatto sentire veramente compresi nel nostro dolore. Erano quelle che avevano visto oltre il suo essere un cane, che avevano percepito la sua unicità e il suo peso nella nostra famiglia. Da loro abbiamo ricevuto parole e gesti che ci hanno aiutato a sentirci meno soli, che ci hanno fatto capire che il nostro dolore era legittimo, che Kira non era stata solo importante per noi, ma anche per chi aveva avuto la fortuna di incrociarla.

A toccarmi davvero il cuore, tra loro, è stata la reazione di Matteo, il figlio di quattro anni dei cugini di Valentina, che vivono a Torino. Quando gli hanno spiegato che quell'estate non avrebbe più trovato Kira ad accoglierlo è scoppiato a piangere. Per lui, come per tanti altri bambini, Kira era una presenza amica, una compagna di giochi eccezionale.

Ricordo le loro giornate trascorse nella piccola piscina in giardino: Matteo e il fratello si divertivano a schizzare acqua ovunque ridendo a crepapelle, mentre Kira, vigile e tranquilla, li osservava dall'esterno del bordo, pronta a seguire ogni loro movimento. Ogni tanto si univa al gioco, con il suo modo di fare equilibrato, attenta a non esagerare mai. Anche le giornate al mare raccontano molto del loro legame. Quando Matteo si allontanava troppo dalla riva, era Kira a seguirlo con calma, raggiungendolo in acqua. Gli si affiancava offrendo la sua pettorina per farlo aggrappare e riportarlo indietro, sicuro e felice, come fosse la cosa più normale del mondo. Era sorprendente vedere quanto fosse intuitiva in quei momenti, quasi sapesse sempre esattamente cosa fare, consapevole della responsabilità che si assumeva, mentre Matteo si divertiva da matti a essere trainato in acqua da lei. Anche i giochi con la pallina erano un rituale immancabile. Kira era paziente e lasciava sempre che fosse lui a decidere il ritmo del gioco. Se il lancio era troppo corto o la pallina si perdeva, lei la recuperava e attendeva il prossimo lancio senza fretta. Non c'era bisogno di parole, solo un'intesa semplice e spontanea.

La notizia della sua scomparsa è stata un duro colpo anche per lui. Era evidente quanto Kira fosse diventata parte delle sue giornate, un'amica con cui aveva condiviso momenti indimenticabili. La sua reazione, così genuina e spontanea, è stata una chiara conferma del legame profondo che si era creato, fatto di fiducia e complicità che difficilmente si dimentica. Kira era una figura rassicurante, capace di adattarsi alle diverse età e caratteri dei bambini: faceva attenzione a come muoversi per non farli cadere, si posizionava accanto ai più piccoli per sostenerli, giocava con una delicatezza sorprendente e accettava di farli appisolare accanto a sé nella sua cuccia. Naturalmente, questi momenti erano sempre vissuti con la nostra supervisione, perché volevamo garantire la sicurezza sia dei bambini sia della nostra Kira, anche se non ce n'era assolutamente bisogno.

Chi ha avuto la fortuna di conoscerla sa che Kira è un pezzo di vita, un ricordo che resterà nel cuore di chi l'ha incontrata, soprattutto nei sorrisi malinconici e nelle lacrime improvvise di chi, come quel bimbo di quattro anni, non la vedrà la prossima estate.

Gruppo di supporto

Dopo la perdita di Kira il vuoto che sentivo era profondo, e nonostante il supporto della mia famiglia e dei miei amici, sentivo il bisogno di confrontarmi anche con persone che comprendessero davvero ciò che stavo vivendo. È in quel momento che ho scoperto i gruppi di supporto online, in particolare su Facebook, come la community *Il Ponte dell'Arcobaleno* e molti altri.

Entrare in un gruppo di questo tipo può sembrare un passo difficile all'inizio. C'è il timore di condividere un dolore così intimo con persone che non si conoscono. Tuttavia, è sorprendente quanto rapidamente ci si senta accolti. Ogni storia condivisa, ogni ricordo di un cane amato crea una connessione profonda tra i membri del gruppo. Le esperienze sono simili, le emozioni condivise, e il supporto è sincero. Questi gruppi offrono un ambiente di totale empatia, dove non c'è bisogno di spiegare quanto fosse importante il legame con il proprio cane. Sono spazi dove la relazione con un animale non viene mai sminuita, dove il dolore non è mai considerato eccessivo: lì, tutti capiscono.

Condividere ricordi, emozioni e fotografie in questi spazi può diventare una parte fondamentale del processo di guarigione. È un modo per celebrare la vita dell'amico a quattro zampe e per sentirsi compresi da persone che hanno attraversato le stesse sensazioni, seppur con sfumature diverse.

Un altro aspetto che rende questi gruppi così preziosi è la possibilità di trovare conforto e ispirazione nelle esperienze altrui. Leggere le storie di chi è riuscito a superare i momenti più difficili e a trovare un nuovo equilibrio aiuta a capire che il dispiacere non durerà per sempre. Inoltre, sapere che altre persone stanno affrontando le stesse difficoltà offre un senso di connessione e appartenenza che può alleviare il senso di solitudine.

Non c'è fretta di superare la perdita, né pressione a stare meglio velocemente. Si tratta di un percorso personale e la comunità online lo rispetta, sostenendo ogni persona nel modo in cui ha bisogno. Questo rispetto per il lutto e i suoi tempi mi ha colpito profondamente.

Questi spazi virtuali non sono solo un luogo per ricevere supporto, ma anche per donarlo. Spesso, trovare parole di conforto per gli altri diventa un modo per trasformare il proprio sconforto in un gesto di solidarietà. È un modo per scoprire che, anche nei momenti più bui, esiste una luce fatta di empatia e comprensione reciproca.

Ogni interazione, ogni racconto, sono un modo per continuare a celebrare quel legame speciale e per trovare forza nella condivisione con chi sa cosa significhi perdere un amico così importante. Per questo motivo consiglio a chiunque stia affrontando un lutto per un amico a quattro zampe di cercare gruppi come questi: a volte, le parole di uno sconosciuto pronto ad accoglierci e a camminare con noi in questo difficile percorso possono essere proprio ciò di cui abbiamo bisogno per sentirci meno soli.

TERAPIE PER AFFRONTARE IL DOLORE DEL LUTTO

Ecco alcuni tipi di terapia che possono aiutare.

Terapia del lutto

La terapia del lutto è pensata appositamente per chi sta affrontando la perdita di chi si è amato, che sia una persona cara o un animale domestico. Un terapeuta specializzato ti guiderà nell'esplorazione delle tue emozioni, offrendoti sostegno emotivo e strategie per affrontarle. Durante questi incontri potrai riconoscere e accettare i tuoi sentimenti, dare un nuovo significato alla perdita e ricordare il tuo amico con serenità.

Terapia narrativa

La terapia narrativa parte dal presupposto che tutti noi raccontiamo la nostra vita attraverso storie. Queste storie influenzano profondamente il modo in cui vediamo noi stessi e affrontiamo ciò che ci accade. Quando perdi un amico speciale, la storia che racconti a te stesso può essere abitata da sensi di colpa, rimpianti o impotenza: "Se avessi fatto qualcosa di diverso..."; "Non sono stato abbastanza..."

Un terapeuta narrativo ti aiuta ad analizzare frasi come queste e a riscriverle, trasformando la prospettiva. Lavorando insieme, potrete riscriverle in modo da mettere in luce la tua forza, la tua resilienza e la tua capacità di andare avanti, mantenendo vivo il ricordo del tuo fedele amico in un racconto che non è più intrappolato nella sofferenza, ma aperto alla speranza.

Terapia di gruppo

Affrontare il lutto in compagnia di altre persone che stanno vivendo un'esperienza simile può essere di grande aiuto. In un gruppo di terapia potrai incontrare persone che capiscono davvero cosa stai provando, perché stanno attraversando lo stesso percorso. Il terapeuta faciliterà la discussione, aiutandovi ad ascoltarvi a vicenda e a offrire suggerimenti pratici per affrontare il dolore. Questo confronto può darti nuovi punti di vista e, cosa ancora più importante, la certezza di non essere solo.

Mindfulness e meditazione

Mindfulness e meditazione sono pratiche che aiutano a portare l'attenzione nel momento presente, riducendo stress e tensione mentale. Con la *mindfulness* si impara a osservare i propri pensieri, emozioni e sensazioni fisiche nel *qui e ora* senza giudicarli, semplicemente prendendone atto. Non serve ritagliarsi lunghi periodi di tempo: basta iniziare con piccoli gesti, come camminare lentamente, concentrarsi sul proprio respiro o semplicemente notare le sensazioni del proprio corpo.

La *meditazione* è una forma più strutturata di concentrazione, spesso dedicata a momenti specifici della giornata. Si può focalizzare l'attenzione sul respiro, su un mantra o su un'immagine mentale. Esistono molti tipi di *meditazione*: quella di consapevolezza (Vipassana), quella concentrativa o quella di amorevole gentilezza (Metta).

Con il tempo, queste tecniche possono portare benefici tangibili: una mente più calma, spesso una diminuzione dello stress, una maggiore capacità di affrontare le emozioni difficili e un senso di equilibrio che, inizialmente, potrebbe sembrarti irraggiungibile.

Chi pratica *mindfulness* e *meditazione* sente miglioramenti nel sonno, meno ansia, maggiore resilienza emotiva e un benessere complessivo più stabile. Non è necessaria una particolare attrezzatura: bastano voglia di provare, costanza, un po' di curiosità verso se stessi e molta disponibilità ad accogliere ciò che emerge.

Counseling espressivo

Il counseling espressivo è un approccio terapeutico che mi affascina molto, in quanto utilizza forme d'arte e creatività per entrare in contatto con le proprie emozioni. Attraverso l'arte, la musica, la danza, la scrittura o il teatro, le persone possono esprimere sentimenti difficili da verbalizzare direttamente.

***Arte terapia*:** prendere in mano un pennello, disegnare, dipingere o modellare qualcosa con l'argilla aiuta a dare forma a emozioni nascoste. L'atto creativo diventa un canale per esplorare il proprio mondo interiore e scoprire nuovi modi per affrontare le difficoltà.

Musicoterapia: la musica ha un potere unico: attraversa le barriere del linguaggio e arriva dritta all'anima. Ascoltare una melodia che risuona con il tuo stato d'animo, suonare uno strumento o cantare a pieni polmoni possono essere modi incredibilmente efficaci per rilasciare tensioni e sentimenti inespressi. La musica diventa un rifugio dove le emozioni possono fluire liberamente.

***Danza movimento terapia*:** muoversi, lasciarsi guidare dal ritmo di una musica o semplicemente dal proprio corpo è un'esperienza che connette la mente e il cuore in un modo unico. Attraverso la danza si possono esplorare le emozioni in modo non verbale e aumentare la consapevolezza del proprio corpo e delle proprie sensazioni.

***Terapia della scrittura*:** scrivere è un atto intimo, personale, capace di trasformare un caos di pensieri in qualcosa di più chiaro e comprensibile. Mettere su carta ciò che si sente, che sia sotto forma di diario, di poesia, di una lettera o persino una lista di ricordi, aiuta a riorganizzare le emozioni, a dar loro un senso e ad affrontare traumi o ricordi dolorosi in modo graduale e protetto. La scrittura diventa un dialogo con se stessi, uno spazio in cui poter essere completamente sinceri, senza paura di essere giudicati.

Teatro terapia: utilizzare il teatro, l'improvvisazione e i giochi di ruolo aiuta a mettersi nei panni di altre persone o a guardare le proprie esperienze da prospettive diverse. Ciò può liberare da schemi emotivi rigidi e favorire nuove modalità di relazione con se stessi e con gli altri.

Il counseling espressivo allarga gli orizzonti della terapia oltre la semplice parola, offrendo strumenti creativi e sensoriali per scoprire, elaborare e trasformare le proprie emozioni. Si ha la possibilità di trasformare il dolore, di esplorarlo senza esserne sopraffatti e di trovare nuove modalità per conviverci. Non si tratta solo di terapia, ma di un vero e proprio viaggio dentro di sé.

Terapia cognitivo-comportamentale (CBT – Cognitive Behavioral Therapy)

Anche la Terapia Cognitivo-Comportamentale può essere un valido aiuto. Questo approccio terapeutico si concentra sul modo in cui i nostri pensieri e le nostre azioni influenzano le emozioni, insegnandoci a riconoscere e modificare schemi mentali e comportamenti che alimentano sofferenza e disagio.

La CBT aiuta a capire come certi pensieri possano peggiorare il nostro stato emotivo. Ad esempio, pensieri come: *Non sarò mai più felice senza il mio cane*, o *Senza di lui, la mia vita non ha più senso* alimentano la convinzione che la felicità non sia più possibile. Con la CBT impariamo a riconoscere e a mettere in discussione questo tipo di pensieri negativi, sostituendoli con prospettive più realistiche ed equilibrate, come: *È normale soffrire adesso, ma in futuro potrò ricordare con affetto i momenti belli e ritrovare piano piano un po' di serenità.*

Un altro aspetto importante della CBT riguarda i comportamenti che adottiamo di fronte al lutto. Spesso smettiamo di andare nei luoghi in cui eravamo soliti portare il nostro cane, ci rifiutiamo di guardare le sue foto, cerchiamo di non parlarne. Tuttavia, questo atteggiamento potrebbe, alla lunga, impedire la "guarigione" emotiva. La CBT suggerisce di affrontare gradualmente questi evitamenti, esponendoci piano piano a quelle situazioni temute. Ad esempio, potremmo tornare, passo dopo passo, nei luoghi in cui portavamo il nostro cane a passeggio. Questo ci aiuta ad accettare il dolore, a ridurre l'ansia e a recuperare il controllo sulla nostra vita, imparando che è possibile convivere con i ricordi senza esserne imprigionati.

La terapia EMDR (Desensibilizzazione e Rielaborazione attraverso i Movimenti Oculari – *Eye Movement Desensitization and Reprocessing*)

L'EMDR è una forma di psicoterapia nata quasi per caso alla fine degli anni Ottanta, grazie all'intuizione della psicologa americana Francine Shapiro. Nel 1987, osservando il proprio stato emotivo durante una passeggiata, notò che spostare rapidamente gli occhi da una parte all'altra sembrava attenuare l'intensità delle emozioni e dei pensieri negativi legati a esperienze dolorose o a ricordi disturbanti.

Intrigata da questa osservazione, iniziò a sperimentare sistematicamente l'effetto dei movimenti oculari su se stessa e su un gruppo di circa settanta volontari, sviluppando una metodologia che combinava la stimolazione bilaterale con l'elaborazione dei ricordi traumatici.

Da quell'intuizione nacque un metodo rivoluzionario, in grado di aiutare le persone a rielaborare traumi profondi e a ridurre il peso emotivo di certi ricordi. Negli anni successivi, studi scientifici e applicazioni cliniche hanno confermato l'efficacia di questa terapia, oggi riconosciuta a livello mondiale nel trattamento di eventi traumatici. Nel 1989, Shapiro pubblicò i risultati delle sue ricerche iniziali, introducendo l'EMDR come trattamento innovativo per il disturbo da stress post-traumatico (PTSD) e altre condizioni legate a traumi psicologici. Successivamente, l'EMDR ha guadagnato un riconoscimento internazionale ed è stata adottata da numerosi professionisti della salute mentale. In Italia, la terapia EMDR è stata introdotta nel 1999, contribuendo significativamente al trattamento dei traumi psicologici nel Paese.

Francine Shapiro ha dedicato la sua vita allo sviluppo e alla diffusione dell'EMDR, ricevendo numerosi riconoscimenti per il suo contributo alla psicoterapia.

L'EMDR prevede una serie di stimolazioni bilaterali – come movimenti oculari guidati dal terapeuta o il *tapping*, tocchi alternati su ginocchia o mani – che consentono al cervello di rielaborare i ricordi più difficili, riducendo la sofferenza associata a quei momenti.

Se ti senti bloccato o se i ricordi della perdita sono troppo pesanti da sopportare, l'EMDR può offrire un aiuto concreto, permettendoti di integrare l'esperienza del lutto nella tua vita senza esserne sopraffatto.

Una delle grandi potenzialità dell'EMDR è la capacità di aiutarti a rielaborare i ricordi più traumatici, come gli ultimi istanti del tuo amico, riducendone l'impatto emotivo e permettendoti di affrontarli con maggiore serenità.

L'EMDR aiuta a ridurre la carica negativa associata a questi ricordi, lasciando spazio anche a quelli più belli: le passeggiate, le coccole, i momenti divertenti. Così, il dolore si bilancia con la gioia delle esperienze vissute insieme.

L'EMDR può anche aiutarti a ridurre sensi di colpa e rimpianti. È normale chiedersi se si sarebbe potuto fare di più. Attraverso l'EMDR, è possibile affrontare e sciogliere questi nodi emotivi, permettendo di guardare alla propria esperienza con maggiore compassione e consapevolezza. Grazie a questa tecnica guidata da un professionista, puoi affrontare questi pensieri in un luogo sicuro e protetto, fino a quando non smettono di tormentarti e di ostacolare la tua guarigione.

Anch'io ho sperimentato l'EMDR in prima persona, quando ho capito di non riuscire a sopportare da solo il dolore per la scomparsa di Kira. Durante l'incontro con la mia psicologa, i primi dieci minuti sono stati un vero strazio: una volta accomodatomi sulla sedia non riuscivo a parlare, il dolore era così intenso da non farmi avere la forza di emettere una parola e riuscire a spiegare perché fossi là. Così lei decise di iniziare subito con l'EMDR usando il *tapping* sulle mie ginocchia.

Mentre raccontavo i momenti più difficili, all'inizio faticavo perfino a dare un ordine alle parole: ogni frase sembrava aggrovigliarsi nel dolore, e la voce mi tremava. Poi, con ogni leggero tocco sulle mie ginocchia, iniziai a sentire qualcosa cambiare dentro di me, come se un peso invisibile iniziasse a sollevarsi pian piano. Non si trattava di cancellare i ricordi o negare la sofferenza, ma di rimetterli al loro posto, di dar loro una forma più gestibile. E più il *tapping* proseguiva, più mi sembrava di riuscire a guardare la mia tristezza senza esserne travolto. Quei gesti, semplici e ripetitivi, sembravano tracciare una distanza di sicurezza tra me e la sofferenza. Mi sembrava di poter osservare le scene più dolorose dall'esterno, di non essere più incastrato nel centro esatto di quel dolore. Le immagini che prima mi tormentavano hanno iniziato a perdere la loro intensità opprimente. Non è che siano sparite: la memoria rimaneva, ma non mi schiacciava più. Ogni tocco sulle ginocchia era come una spinta gentile verso una prospettiva più ampia, meno soffocante.

Con il passare del tempo e grazie alle sedute successive, non solo sono riuscito a parlare della perdita di Kira senza avere un nodo amaro che mi bloccava la gola, ma ho anche cominciato a sentire il desiderio di ritornare a fare cose normali: uscire con gli amici, riprendere qualche hobby messo da parte, senza che un singolo ricordo di lei mi provocasse una fitta al petto.

Anche il rapporto con le sue foto e i suoi video si è trasformato. Prima, bastava uno sguardo per innescare un pianto inconsolabile. Ora, invece, posso guardarli provando una malinconia più dolce, un affetto temperato dalla consapevolezza che ho imparato a stare vicino a quel dolore senza lasciare che mi inghiotta. L'EMDR mi ha regalato una distanza di sicurezza dal mio stesso trauma, permettendomi di osservare quei momenti tristi con uno sguardo più sereno e benevolo.

Così, ho iniziato a prendere sonno con più facilità, il mio umore ne ha beneficiato e ho riscoperto la capacità di respirare, di provare affetto e nostalgia; ho potuto ritrovare gradualmente il mio equilibrio, continuando ad amare Kira nel ricordo.

Neurofeedback Dinamico Non Lineare

Il Neurofeedback Dinamico Non Lineare, noto anche come NeurOptimal®, è una tecnica avanzata di allenamento cerebrale sviluppata dai coniugi Valdeane (Val) Brown e Susan (Sue) Cheshire Brown, entrambi psicologi clinici. Il loro lavoro ha integrato teorie fisiche e matematiche, come la dinamica non lineare e la teoria del cervello olonomico di Karl Pribram, con i progressi nelle neuroscienze, portando alla creazione di NeurOptimal®.

Il sistema NeurOptimal® è stato prodotto e sviluppato inizialmente negli Stati Uniti e successivamente in Canada a partire dal 2001, con l'appoggio dello Zengar Institute, fondato dai Brown. Il Neurofeedback Dinamico Non Lineare rappresenta un'evoluzione significativa rispetto ai precedenti sistemi di neurofeedback. A differenza dei modelli lineari tradizionali, che cercavano di conformare l'attività cerebrale a un modello ideale predefinito, NeurOptimal® si adatta al funzionamento specifico di ogni singolo cervello. Questo approccio consente al cervello di confrontarsi con se stesso, come davanti a uno specchio, e di correggere le proprie incoerenze e rigidità, promuovendo un equilibrio ottimale su tutti i livelli.

L'innovazione dei coniugi Brown ha portato a una metodologia non invasiva che permette al cervello di autoregolarsi, trovare un proprio equilibrio, ottimizzare le proprie funzioni, migliorando il benessere psicofisico degli individui e riducendo stress e ansia senza richiedere alcuno sforzo consapevole. Nel delicato processo di lutto per la perdita di un animale domestico, questa metodologia può rivelarsi un valido supporto, favorendo una maggiore calma interiore e resilienza emotiva.

Il principio è semplice: tramite sensori applicati sulla testa, il dispositivo monitora l'attività cerebrale e, attraverso suoni o immagini, fornisce un feedback istantaneo. Il cervello, in modo del tutto naturale e senza che il soggetto trattato debba fare nulla di particolare, "impara" a correggere i propri schemi disfunzionali e ad autoregolarsi. Per chi si sente sopraffatto dal dolore può essere rassicurante sapere che non serve compiere alcuno sforzo cosciente. Non ci si deve concentrare su pensieri specifici o praticare esercizi mentali complessi: il cervello lavora in autonomia, trovando una strada più equilibrata e riducendo le sensazioni di ansia, irritabilità e tensione.

L'effetto può riflettersi anche su aspetti pratici della vita quotidiana. Per esempio, potresti notare un miglioramento della qualità del sonno, risvegli notturni meno frequenti, una sensazione di maggior energia al risveglio e una migliore capacità di concentrazione. Quando la mente è più stabile ed equilibrata, anche l'umore e la capacità di affrontare le sfide di ogni giorno ne traggono beneficio.

Tutto ciò può rendere il percorso di guarigione più fluido, consentendoti di riprendere gradualmente le attività quotidiane e di accettare la perdita con maggiore serenità. Certo, non si tratta di una bacchetta magica: il processo richiede tempo e costanza, e i risultati variano da persona a persona. Tuttavia, molte persone trovano nel Neurofeedback Dinamico Non Lineare un valido alleato per ricostruire il proprio benessere interiore dopo una perdita.

Nel mio percorso personale, dopo aver sperimentato i benefici dell'EMDR, insieme alla mia psicologa ho deciso di proseguire adottando anche la terapia del Neurofeedback Dinamico Non Lineare. Sin dalle prime sedute ho sentito un cambiamento concreto: l'ansia e la malinconia, che persistevano nonostante gli enormi passi avanti fatti con l'EMDR, hanno cominciato ad attenuarsi. Mi sentivo più lucido, più stabile, come se la mia mente avesse ritrovato una sorta di equilibrio naturale. Grazie al Neurofeedback, la mia capacità di gestire le emozioni si è notevolmente rafforzata. È migliorato l'autocontrollo, avevo meno sbalzi emotivi improvvisi, e questo mi ha spinto a proseguire con più sedute del previsto. Ogni sessione aggiungeva un piccolo mattoncino a questa nuova stabilità interiore.

Una delle cose che ho notato quasi subito è stato il miglioramento del sonno. Prima, anche se mi addormentavo, le notti erano spesso frammentate da risvegli improvvisi, pensieri che giravano in testa, una sensazione di inquietudine che non mi lasciava mai riposare davvero. Con il Neurofeedback, poco alla volta ho iniziato a dormire più profondamente, a svegliarmi con la mente più riposata e il corpo meno teso. Ed è stato proprio in quei piccoli cambiamenti quotidiani che ho capito quanto questa tecnica stesse facendo la differenza: le mie giornate erano meno pesanti, riuscivo a concentrarmi meglio, sentivo di avere più energie.

Oggi continuo a fare almeno una seduta al mese, perché mantenere questo benessere mentale è importante per la mia quotidianità. La combinazione di EMDR e Neurofeedback mi ha aiutato ad affrontare il lutto di Kira in modo molto più sereno, restituendomi una qualità di vita che temevo di aver perso per sempre.

Naturalmente, il ricordo di Kira è sempre con me. Non è scomparso, non è stato messo da parte. Mi ritrovo ad accettare l'inevitabilità di alcuni eventi della vita, consapevole che il tempo passato con lei non è stato abbastanza, perché non lo sarebbe mai stato, ma è stato comunque un dono immenso. E se oggi riesco ad accogliere questa verità senza che mi schiacci, è anche grazie a questo percorso.

IL LUTTO DEL CANE SUPERSTITE

Quando in una famiglia convivono più cani, tra di loro si formano spesso legami profondi, non molto diversi da quelli tra esseri umani. Per questo, quando uno di loro muore, non solo i proprietari soffrono, ma anche il cane superstite deve fare i conti con la perdita del suo compagno di vita. Comprendere il suo stato d'animo e offrirgli il giusto supporto diventa quindi fondamentale per aiutarlo a elaborare la perdita.

Nel 2022, la ricercatrice Stefania Uccheddu e alcuni suoi colleghi hanno pubblicato su *Scientific Reports* uno studio intitolato *Domestic dogs (Canis familiaris) grieve over the loss of a conspecific,* che ha analizzato proprio il lutto nei cani.

Esaminando i dati di 426 proprietari italiani che avevano vissuto la morte di uno dei loro animali mentre un altro era ancora in vita, è emerso che l'86% dei cani superstiti mostrava evidenti cambiamenti comportamentali.

Tra le modifiche più comuni si segnalavano:

Aumento della richiesta di attenzioni (67%)

Diminuzione dell'interesse per il gioco (57%)

Maggiore apatia e letargia (46%)

Aumento del sonno (35%)

Perdita di appetito (32%)

Lo studio ha inoltre evidenziato che l'intensità del dolore nel cane superstite era influenzata dal tipo di relazione che aveva con il compagno scomparso: più il legame era stretto, più forti erano le reazioni emotive.

Un altro fattore determinante era lo stato emotivo del proprietario, poiché la tristezza umana sembrava riflettersi anche sull'animale, suggerendo una sorta di contagio emotivo tra cane e padrone.

Ma come si può aiutare un cane a superare il lutto?

La cosa più importante è non forzarlo a tornare subito alla normalità, ma dargli tempo per adattarsi alla nuova situazione. Mantenere una routine stabile, offrendogli rassicurazione e attenzioni senza eccedere, può aiutarlo a ritrovare un equilibrio. È anche utile proporre attività che lo stimolino, come giochi di attivazione mentale o passeggiate più lunghe, per aiutarlo a scaricare lo stress e a distrarsi dal senso di solitudine. Se il cane mostra segni di sofferenza prolungata, come apatia costante, rifiuto del cibo o comportamenti ansiosi, è consigliabile consultare un veterinario o un esperto di comportamento per valutare la necessità di un supporto specifico.

Un altro interrogativo frequente riguarda se far vedere o meno al cane il corpo del compagno defunto. Alcuni esperti ritengono che ciò possa aiutarlo a comprendere la perdita, evitando che lo cerchi disperatamente in casa nei giorni successivi. Altri, invece, temono che possa essere un'esperienza troppo stressante. Non esiste una risposta univoca: dipende dal carattere del cane e dalla sua sensibilità. Osservare le sue reazioni in quel momento può dare indicazioni su quale sia la scelta migliore.

Quando Kira se n'è andata, Lilla era presente. Le abbiamo lasciato il tempo di annusare il corpo della sua compagna, per permetterle di capire cosa fosse successo. Dopo averlo fatto, Lilla si allontanò a qualche metro da noi nel salone, sembrava che per lei non fosse accaduto niente. Ma la realtà era ben diversa. Nonostante il carattere forte di Lilla, nei giorni successivi notammo come evitasse alcune strade e luoghi che frequentava con Kira, mostrando chiari segni di disagio. Non volle più percorrere la strada che portava all'uliveto dove le portavo ogni giorno per farle svagare e divertirsi.

Con tanta pazienza, abbiamo cercato di aiutarla a superare queste difficoltà. Le siamo stati vicino emotivamente, coinvolgendo anche altri cani che lei conosceva, così da non farla sentire sola. Non abbiamo mai forzato la mano: tutto è avvenuto seguendo i suoi tempi, rispettando i suoi segnali. Abbiamo inserito Lilla ancora di più nelle nostre attività quotidiane, anche le più banali: la portavamo con noi a fare la spesa, a pagare le bollette e a fare altre piccole commissioni. Così non solo la distraevamo, ma la facevamo sentire parte attiva della famiglia.

Con il passare dei giorni, la nostra vicinanza e queste abitudini hanno iniziato a dare i loro frutti. Dopo un paio di mesi, Lilla ha ritrovato il suo equilibrio, è tornata a percorrere le strade che prima evitava, ha ricominciato a giocare, a essere più serena.

E anche per noi la nuova normalità è diventata meno dolorosa. La morte di Kira ha avuto un impatto profondo non solo su di noi, ma anche sul rapporto che abbiamo con Lilla. Oggi apprezziamo ancora di più ogni istante che passiamo insieme a lei. Questa esperienza ci ha ricordato quanto sia importante essere presenti, dare valore ai momenti che condividiamo e vivere con gratitudine e amore verso chi ci sta accanto. In fondo, i momenti speciali che viviamo ogni giorno sono i tasselli con cui costruiamo i ricordi più preziosi.

RITUALI

Sepoltura e cremazione

La sepoltura è un rituale tradizionale che offre un luogo fisico dove tornare ogni volta che si desidera ricordare l'amico scomparso. Questa può avvenire in un cimitero dedicato agli animali, dove si può abbellire la tomba con una lapide e, volendo, inserire persino un QR code che si collega a una galleria di foto e video, mantenendo così vivi i momenti più belli trascorsi insieme. In alternativa, se le normative locali lo consentono, si può scegliere un angolo tranquillo del proprio giardino o terreno privato. Avere un posto preciso dove recarsi, portare un fiore o semplicemente stare in silenzio aiuta ad accettare la perdita e a sentirsi più vicini al proprio compagno di vita.

La cremazione, invece, offre la possibilità di tenere sempre con sé il ricordo del proprio animale. Conservare le ceneri in un'urna personalizzata è un modo per poter portare questo ricordo ovunque si decida di vivere, senza sentirsi legati a un luogo specifico. Esistono persino gioielli che possono contenere una piccola parte delle ceneri, così da avere sempre il nostro amico accanto al cuore. Inoltre, per chi lo desidera, si può scegliere di disperdere le ceneri in un posto significativo, magari il sentiero del parco dove adorava correre o la spiaggia dove guardavate il tramonto, nei luoghi dove si trascorrevano le ore più belle. È un modo per lasciare che il legame si fonda con i posti che più raccontano la storia vissuta insieme.

Oggetti per ricordare

Alcune persone trovano conforto in piccoli oggetti simbolici: una pietra commemorativa con il nome del proprio amico a quattro zampe, un ciondolo inciso con la sua iniziale o una foto speciale, un'urna decorata con immagini e dediche. Questi oggetti aiutano a creare uno spazio di memoria anche all'interno della propria casa, trasformando un angolino del salotto o della camera in un vero e proprio "luogo del cuore" dove rifugiarsi quando la mancanza si fa sentire di più.

Per esempio, nella nostra casa ci sono foto di Kira ovunque, e abbiamo scelto la cremazione proprio per poterla avere sempre con noi, anche se un domani dovessimo cambiare casa. Le abbiamo dedicato un piccolo spazio in salone, con una delle sue foto più belle, un'urna commemorativa elegante, una ciocca del suo pelo avvolta con cura in una bustina e la sua impronta impressa nella cera. Ogni volta che alziamo gli occhi verso quel cantuccio sentiamo la sua presenza ancora accanto a noi.

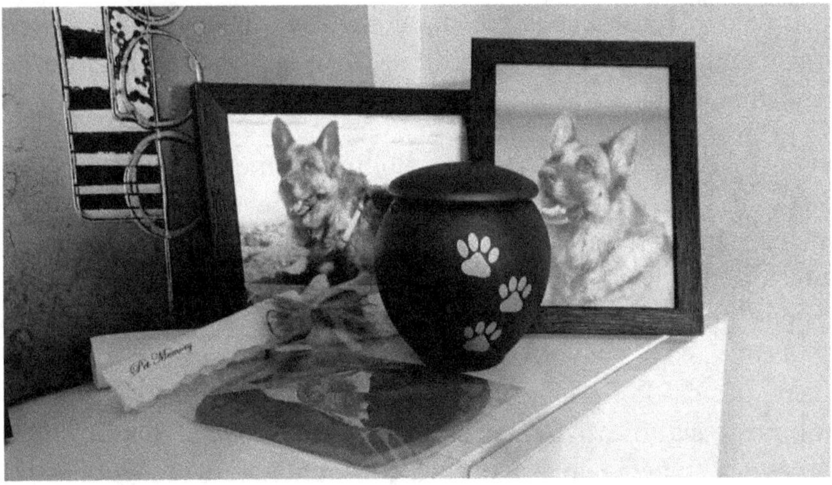

Rituali di commemorazione: dare voce al ricordo

Un'opzione è organizzare una piccola cerimonia di addio. Può trattarsi di un semplice ritrovo tra familiari e amici, in cui ci si sente liberi di condividere aneddoti, ricordi, storie divertenti o toccanti che vedono il nostro amico a quattro zampe come protagonista. Potresti leggere lettere scritte per l'occasione, far ascoltare una canzone che ricorda i momenti trascorsi insieme o semplicemente guardare una foto che ti riporta indietro nel tempo. Queste azioni danno voce al tuo dolore e, allo stesso tempo, lo trasformano in un gesto d'amore.

Esistono anche rituali simbolici che possono aiutare a lasciare andare il dolore con dolcezza. Scrivere un pensiero e affidarlo al vento, legarlo a un palloncino, bruciarlo come se il fumo potesse portarlo lassù, dove immaginiamo che il nostro amico sia ora. Questi semplici gesti hanno la forza di rendere più leggero il peso sul cuore, trasformando la tristezza in un atto di liberazione.

Non sempre si ha la forza di organizzare subito una cerimonia. Magari all'inizio ci si sente oppressi, incapaci di fare qualsiasi cosa per ricordare il proprio animale. Questo non significa amare di meno il proprio amico, né affrontare il lutto in modo sbagliato. A volte è meglio aspettare, lasciare che il tempo faccia il suo corso, e poi, quando ci si sente pronti, pensare a come celebrare la vita vissuta insieme. Qualunque sia la strada che deciderai di percorrere, sappi che ogni gesto di commemorazione è un passo verso la guarigione.

I suoi oggetti

Quando il nostro amico a quattro zampe ci lascia, ci ritroviamo tra le mani i suoi oggetti. Decidere cosa farne diventa quindi una parte del processo di lutto, e ogni scelta che faremo potrà influenzare il nostro modo di ricordare e onorare il legame che ci univa a lui.

Dopo la perdita della nostra Kira, anche noi ci siamo ritrovati davanti a queste decisioni da prendere. Ogni suo oggetto era carico di emozioni e di attimi nostri. Le sue pettorine, tutte diverse, scelte con cura nel tempo; la sua lunghina di cinque metri, che ci ricordava le passeggiate vicino a casa; il suo amato Kong, che aveva riempito momenti di gioco; la sua corda del "tira e molla". Ognuno di questi oggetti era, a suo modo, una piccola finestra sul passato.

Inizialmente, non sapevamo cosa fare: avremmo potuto tenerli tutti, ma pensavamo che donarne alcuni potesse avere un significato più grande. Così abbiamo deciso di regalarli ad amici che ne avevano bisogno per i loro cani. È stato incredibilmente emozionante vedere i cani dei nostri amici indossare le pettorine di Kira o passeggiare con la sua lunghina. Ogni volta che li incontriamo, è come se una parte della sua energia continuasse a vivere, portando gioia ad altri cani e alle loro famiglie.

Quando vediamo la Labrador di un nostro amico divertirsi con il suo vecchio Kong, proviamo una dolce malinconia, ma anche un'immensa gratitudine, perché sentiamo che Kira sta ancora "dando" qualcosa al mondo, da oltre i confini della sua vita terrena. Questo gesto ci ha aiutato ad affrontare la sua assenza in un modo più sereno. Sapere che i suoi oggetti non sono rimasti chiusi in un angolo, ma continuano a essere vissuti e apprezzati, ci ha dato la sensazione che il suo amore, la sua purezza, non si fossero davvero spenti. Non abbiamo lasciato che i suoi oggetti diventassero solo un ricordo doloroso: li abbiamo trasformati in uno strumento di amore condiviso.

Il collare appoggiato vicino alla porta, il guinzaglio ancora annodato come l'ultima volta, la ciotola mezza piena, il gioco preferito con i segni dei suoi denti, la coperta che profuma ancora di lui, la sua spazzola, la cuccia, la coperta preferita: ognuno di questi oggetti racconta una storia, ricorda un momento felice, un'abitudine condivisa, un'affettuosa routine quotidiana. Di fronte a questi oggetti così carichi di significato, ognuno reagisce in modo diverso, guidato dalla propria sensibilità e dal proprio bisogno di elaborare l'assenza. Alcune persone provano conforto nel conservare ogni cosa esattamente com'era mantenendo un ponte emotivo verso i ricordi più belli, lasciare tutto al proprio posto le aiuta a mantenere vivo il legame.

Altri, invece, sentono il bisogno di allontanare quegli oggetti troppo carichi di emozioni. Qualunque sia la scelta, l'unica cosa importante è concedersi il tempo necessario, senza fretta, senza pressioni. Ogni decisione verrà da sé quando sarà il momento giusto. Il tempo e il tuo stato emotivo saranno i veri "consiglieri" in questo percorso.

Se senti di voler mantenere un legame tangibile con il tuo amico, puoi scegliere di conservare alcuni dei suoi oggetti più significativi. Alcune persone trovano conforto nel trasformare questi oggetti in qualcos'altro. Una coperta o un cuscino possono essere uniti per formare un quilt commemorativo, un pezzo unico che racchiude "materialmente" la memoria del tuo compagno. Questo può essere un modo creativo per portarlo sempre con te, anche se in una forma nuova e diversa.

Se in casa ci sono altri animali, dare loro alcuni dei vecchi oggetti del tuo amico può avere un valore speciale: potrebbero percepire il suo odore e sentirsi meno soli, trovando conforto in qualcosa di familiare. Anche loro, in fondo, affrontano la perdita di un compagno di vita.

Un altro gesto che molti trovano gratificante è donare ciò che non si sente il bisogno di conservare a canili, rifugi o associazioni che si occupano di animali meno fortunati. Soprattutto coperte, ciotole, guinzagli o giochi possono portare un po' di calore e allegria a chi non ha ancora trovato una casa.

Quando adottare un altro cane

Capire quando è il momento giusto per adottare un nuovo animale è molto personale. Anche in questo caso, non esiste una tempistica valida per tutti. Ci sono però alcuni aspetti da tenere a mente. Darsi il tempo di elaborare il dolore è fondamentale. Il momento giusto arriva quando il ricordo del proprio compagno a quattro zampe riesce a far nascere un sorriso più che una fitta al cuore, quando la nostalgia diventa dolce e non più paralizzante.

È utile anche valutare la propria situazione: prendersi cura di un cane, che sia un cucciolo o un adulto, richiede dedizione, energie, stabilità emotiva, attenzione, cura, affetto, impegno: hai l'energia, il tempo e la serenità necessari per accogliere un nuovo cane? Inoltre, se ci si sente ancora troppo vulnerabili, potrebbe essere meglio aspettare. Se in casa ci sono altre persone è importante che tutti siano pronti ad accogliere un nuovo membro della famiglia senza fare paragoni, avere aspettative impossibili, senza credere di ritrovare lo stesso carattere, gli stessi gesti, lo stesso sguardo. Un nuovo animale non è un sostituto, ma un individuo unico.

Un segnale che può aiutarti a capire se è il momento giusto è il modo in cui si reagisce quando si incontrano altri animali. Se si prova un senso di piacere nello stare con i cani di amici o nei rifugi, se ci si trova a sorridere osservando un cane giocare, o se ci si emoziona all'idea di regalare una casa a qualcuno che ne ha bisogno, magari è il segno che sta tornando la voglia di condividere la vita con un nuovo compagno.

Se invece la vista di altri cani scatena solo malinconia e il peso dell'assenza, probabilmente è meglio concedersi ancora del tempo.

Un errore che si potrebbe commettere è quello di prendere un cane subito dopo la scomparsa del proprio amico a quattro zampe pensando di poterlo "sostituire". Non ci sarà mai un cane come quello che ci ha lasciati perché ogni cane è un individuo diverso dagli altri. Si tratterebbe solo di "nascondere" i propri sentimenti senza affrontali, e prolungare quindi il processo di guarigione in quanto il dolore, presto o tardi, affiorerà di nuovo. Quando sarai pronto, potrai offrire al nuovo arrivato tutto l'amore e l'attenzione che merita.

Se invece sei una di quelle persone che, a causa del troppo dolore, si è "promessa" di non prendere più cani, permettimi di darti un consiglio: non precluderti a priori la possibilità di accogliere un'altra vita nella tua famiglia, non rifiutarti a prescindere di prendere un altro compagno a quattro zampe. Se stai provando un dolore così soffocante, molto probabilmente non hai ancora elaborato il lutto, e soprattutto ciò indica che avevi un legame davvero intenso con il tuo amico.

Magari credi che non sarai più in grado di avere un legame così speciale con un altro cane come lo avevi con il tuo? O forse pensi che la tua vita non sarà mai più quella di prima e non riuscirai più a essere felice? Tutto ciò è completamente normale e non è per niente facile, per cui il consiglio che mi sento di darti è di prenderti il giusto tempo. Solo dopo che avrai percorso correttamente il tuo lutto potrai sentirti una persona diversa, capace di affrontare situazioni davvero difficili con un nuovo coraggio nel guardare il mondo, consapevole che la vita ti metterà di nuovo di fronte alle difficoltà, ma avrai acquisito gli strumenti per superarle. E sarai in grado di comprendere che nessun altro cane prenderà mai il posto del compagno che ti ha lasciato, ma di sicuro ti darà molto altro: ognuno di loro ci dona qualcosa, e ognuno in modo diverso.

Penso sia un gesto che il tuo amato compagno apprezzerebbe molto, non credi?

E poi, in fondo, se hai sofferto così tanto per la sua perdita, vuol dire che sei una persona empatica, sensibile e hai un cuore grande, capace di dare ancora tanto amore. Pensa a quanti ricordi meravigliosi ti ha lasciato il tuo amico. Pensa a quanto amore c'è stato tra di voi. Non è stato meraviglioso il tempo trascorso insieme a lui? Davvero preferiresti non aver mai vissuto tutto ciò che hai condiviso con lui, solo per evitarti questa sofferenza? Non ne è valsa la pena? So cosa stai rispondendo a quest'ultima domanda, e proprio per questo ti chiedo di valutare la possibilità di adottare qualcun altro, perché per le persone come te, come me, la vita insieme a un cane è decisamente più bella!

Quasi sei mesi dopo la scomparsa di Kira, una nostra cliente ci chiamò per un'urgenza: aveva trovato una femmina di Pastore tedesco che vagava smarrita, e ci chiese se potevamo farle una toelettatura prima di provare a farla adottare. Valentina le disse di portarla da noi appena poteva, e in meno di un quarto d'ora la cliente si presentò con questa bellissima pastorella di circa cinque anni, spiegando che non poteva tenerla a lungo perché aveva già due cani di taglia grande. Ci chiese quindi se potevamo aiutarla a trovare una nuova famiglia per la piccola.

Dopo una bella toelettatura, Valentina iniziò a preparare un annuncio per l'adozione e, mentre compilava i dettagli, chiese alla cliente quale nome avesse dato alla cagnolona per inserirlo nell'annuncio. La risposta fu spiazzante: "L'ho chiamata Kyra!"

Sentire quel nome su un Pastore tedesco ci paralizzò per qualche secondo: quante possibilità c'erano che accadesse una cosa del genere? Proprio nel momento in cui stavamo cercando di ricostruire un equilibrio, la vita sembrava giocarci una strana sorpresa. O forse era qualcosa di più? Un messaggio che non riuscivamo a decifrare? A volte le coincidenze creano situazioni davvero imprevedibili, e, come se non bastasse, il giorno seguente Valentina ricevette questo messaggio sul cellulare, che aggiunse un ulteriore tassello a questa storia già surreale:

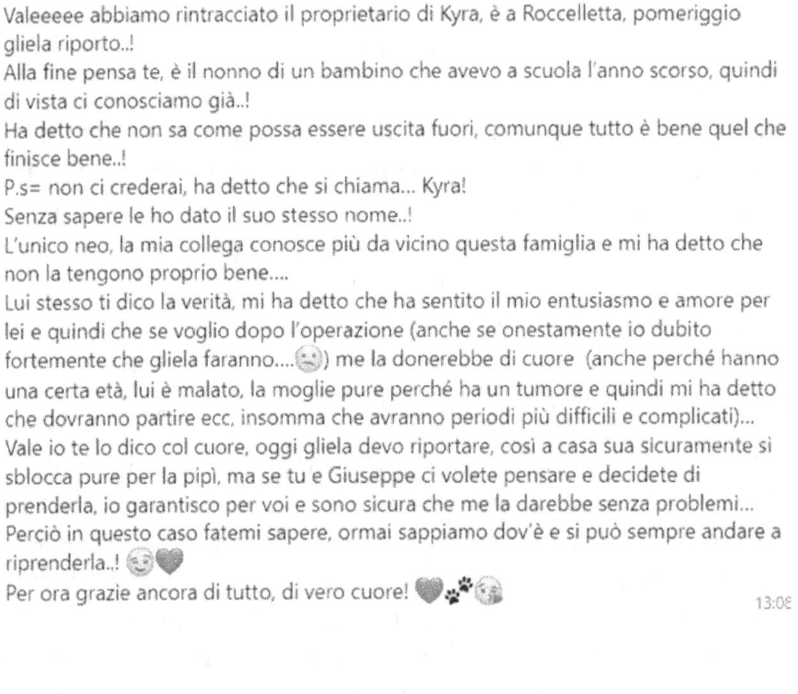

Valeeeee abbiamo rintracciato il proprietario di Kyra, è a Roccelletta, pomeriggio gliela riporto..!
Alla fine pensa te, è il nonno di un bambino che avevo a scuola l'anno scorso, quindi di vista ci conosciamo già..!
Ha detto che non sa come possa essere uscita fuori, comunque tutto è bene quel che finisce bene..!
P.s= non ci crederai, ha detto che si chiama... Kyra!
Senza sapere le ho dato il suo stesso nome..!
L'unico neo, la mia collega conosce più da vicino questa famiglia e mi ha detto che non la tengono proprio bene....
Lui stesso ti dico la verità, mi ha detto che ha sentito il mio entusiasmo e amore per lei e quindi che se voglio dopo l'operazione (anche se onestamente io dubito fortemente che gliela faranno....) me la donerebbe di cuore (anche perché hanno una certa età, lui è malato, la moglie pure perché ha un tumore e quindi mi ha detto che dovranno partire ecc, insomma che avranno periodi più difficili e complicati)...
Vale io te lo dico col cuore, oggi gliela devo riportare, così a casa sua sicuramente si sblocca pure per la pipì, ma se tu e Giuseppe ci volete pensare e decidete di prenderla, io garantisco per voi e sono sicura che me la darebbe senza problemi...
Perciò in questo caso fatemi sapere, ormai sappiamo dov'è e si può sempre andare a riprenderla..!
Per ora grazie ancora di tutto, di vero cuore!
13:08

Per giorni non facemmo altro che interrogarci su questa strana coincidenza. Era il destino che ci metteva alla prova? Dovevamo introdurre quella cagnolona nella nostra famiglia? L'idea ci affascinava e ci spaventava allo stesso tempo. Dopo lunghe riflessioni, ci rendemmo conto di non essere ancora pronti a far entrare un nuovo cane nella nostra vita. Il vuoto lasciato da Kira era ancora troppo grande e stavamo faticosamente raggiungendo un nuovo equilibrio. E poi c'era Lilla da tutelare, ormai undicenne. Non ci sentivamo emotivamente preparati e non volevamo sconvolgere ulteriormente la vita della nostra vecchietta di casa. Decidemmo di rimandare, di concederci altro tempo prima di prendere una decisione così importante.

È SOLO UN CANE

Quante volte me lo sono sentito dire? Troppe. E ogni volta, invece di ribattere, annuisco alzando le spalle per non combattere contro i mulini a vento. Eppure mi verrebbe spontaneo rispondere: "Hai perfettamente ragione! Ed è proprio questo il punto. Non è meraviglioso?"

È solo un cane che non ti giudica per come ti vesti, per chi sei, per gli errori che hai commesso. Non gli interessa se hai successo, se hai soldi, se hai un titolo prestigioso. Per lui, tu sei abbastanza. Sempre.

È solo un cane che ti accoglie ogni giorno come se fossi la cosa più importante del mondo, mentre la gente spesso nemmeno solleva lo sguardo dallo schermo del telefono.

È solo un cane che ti insegna a rallentare, a goderti il sole che filtra tra gli alberi, il profumo dell'erba bagnata, il piacere di una passeggiata senza meta.

È solo un cane che, nei giorni difficili, non ha bisogno di parole per capirti. Ti si avvicina, appoggia la testa sulle tue ginocchia, e in quel gesto silenzioso c'è più conforto di mille discorsi.

È solo un cane che scodinzola impazzito per la gioia quando torni a casa, anche se sei stato via solo dieci minuti. Che salta e corre quasi che vederti fosse l'evento più straordinario della sua giornata. E forse lo è davvero.

È solo un cane che non si preoccupa di quante persone ti scrivono, di quanti "mi piace" ricevi. Per lui, conta solo la tua presenza.

È solo un cane che sa divertirsi con un legnetto, una pallina, una corsa nel prato. Che non ha bisogno di grandi cose per essere felice, e ogni giorno te lo insegna senza dire una parola.

È solo un cane che ti segue ovunque, senza chiedere perché. Dal divano alla montagna, da un trasloco a un nuovo inizio. Non importa dove vai, per lui il posto giusto è semplicemente accanto a te.

È solo un cane che rimane fedele anche quando il mondo ti volta le spalle. Che non se ne va, che non cambia idea, che non ti abbandona.

E sì, è "solo un cane", ma è proprio in questa sua straordinaria semplicità che risiede la magia. Perché in un mondo complesso, ambiguo e pieno di maschere, trovare un cuore così autentico, puro, vero, è un dono molto raro che a volte diamo troppo per scontato.

Poi mi chiedo se lo capirebbero, e tengo la risposta per me.

Le forme dell'amore sono infinite, basta scegliere quella che ci rende più felici.

Alda Merini

SCIENZA E RELIGIONE

Nel corso della nostra vita, ci troviamo spesso a interrogarci su temi che sembrano troppo grandi per trovare una risposta definitiva: perché siamo qui? Dove andiamo quando lasciamo questa Terra? E quando perdiamo qualcuno che amiamo profondamente, queste domande diventano ancora più pressanti.

Ognuno affronta il dolore a modo suo, cercando conforto nelle proprie convinzioni, nelle proprie speranze, aggrappandosi a ciò che può dare un senso alla perdita. C'è chi trova sollievo nella fede, credendo che la vita abbia un senso preciso, un disegno divino che guida ogni passo.

Valentina, ad esempio, crede che tutto accada per una ragione e che il nostro cammino su questa Terra non sia altro che un preludio a un incontro futuro. Per lei, Kira non ci ha lasciati per sempre, ma ci aspetta in un luogo dove l'amore non ha fine, dove un giorno ci ritroveremo, pronti a condividere ancora momenti di gioia e serenità.

E poi c'è un'altra visione, quella che trova radici nella scienza e nel cosmo. Margherita Hack ci ha insegnato che "siamo fatti della stessa materia delle stelle", parte di un universo in costante trasformazione, dove nulla si perde davvero. Le particelle di ogni essere vivente, dopo la sua esistenza terrena, tornano a far parte di quel ciclo eterno, diventando parte del vento che accarezza il viso, della luce che illumina le giornate, delle stelle che brillano nel cielo. È un pensiero che trovo romantico, che mi affascina e mi consola, perché mi piace immaginare Kira che continua a esistere in mille forme diverse, in ogni angolo di questo mondo che abbiamo condiviso.

A volte, camminando nei luoghi che erano nostri, mi piace pensare che Kira sia ancora con me, che la sua presenza si mescoli al mondo che ci circonda, che lei sia ancora qui, nella luce calda del tramonto, nel fruscio delle foglie che danzano leggiadre, nelle nuvole leggere, nelle ali di una farfalla, in ogni piccola cosa, come un'eco che non si spegne mai.

Valentina pensa che la ritroveremo in un'altra vita. E forse la verità sta proprio in questo equilibrio tra cuore e ragione, tra l'avere fede e la sensazione di sentire. Tra la certezza che un giorno ci rivedremo e la percezione che, in fondo, non se ne sia mai andata davvero.

E comunque, al di là di ogni visione razionale o spirituale, mi piace credere nella leggenda del Ponte dell'Arcobaleno. È un pensiero dolce, che parla direttamente al cuore, senza bisogno di spiegazioni scientifiche o religiose. Mi piace immaginare Kira felice, che corre libera su prati infiniti senza dolori e malattie, aspettandomi con la stessa gioia con cui mi accoglieva ogni giorno.

Perché, in fondo, l'amore che ci lega ai nostri amici a quattro zampe è fatto di semplicità e di speranza, ed è bello pensare che un giorno ci riabbracceremo proprio lì, oltre il ponte, dove tutto è di nuovo possibile.

UN ANNO DOPO

È passato più di un anno da quando Kira se n'è andata. La sofferenza soffocante che mi toglieva il fiato, che mi impediva di dormire, di mangiare, di avere voglia di parlare con qualcuno, persino con le persone più vicine, si è affievolito. Non è più un peso insopportabile, ma un brivido che riaffiora in momenti inaspettati. L'assenza di Kira continua a farsi sentire, certo, ma oggi riesco a viverla con più serenità. La vita è andata avanti, e anche se non è più la stessa senza di lei, ho imparato a trovare la bellezza nei ricordi e nella gratitudine per tutto ciò che abbiamo condiviso. Sapevo che il momento peggiore sarebbe arrivato, e quando è successo mi sono sentito inerme, come se avessero sottratto una parte di me che nessuno avrebbe mai potuto restituirmi. Eppure, con il tempo ho capito che ciò che abbiamo vissuto insieme non è andato perso, ma vive in ogni piccolo gesto quotidiano, in ogni sorriso che nasce quando penso a lei. Vive nel mio modo di essere, nelle scelte che faccio, in chi sono diventato grazie a lei.

Ho ripreso a vivere perché la vita, in fondo, scorre, non si è fermata per la mia sofferenza. Ti sfida, ti costringe ad alzarti, e a un certo punto ho dovuto smettere di stare fermo anche io. Ho ripreso a camminare, perché vivere significa andare avanti, non perché si dimentica, ma perché si impara e si accetta che le perdite sono una triste tappa del percorso naturale della vita. E sì, oggi riesco persino a sorridere pensando a lei. Non con malinconia, ma con la certezza di aver condiviso qualcosa di unico, di aver ricevuto un dono straordinario. Posso parlare di lei senza che la voce mi si spezzi, posso ricordarla con un sorriso che sa di nostalgia e gratitudine. Certo, ci sono ancora attimi in cui il vuoto si fa sentire con più forza, ma oggi questi momenti non mi travolgono più.

Ovviamente mi mancano le sue unghie che ticchettavano sul pavimento, il modo in cui si appoggiava sulle mie ginocchia per chiedere attenzioni, i ciuffi del suo pelo che rotolavano per casa, il respiro pesante dopo una corsa, il calore della sua presenza accanto a me durante la notte. Mi manca lei, e mi mancherà sempre, ma ora so che non è davvero andata via. È nei miei pensieri, nel mio cuore, in ogni momento in cui mi fermo a ricordarla con affetto.

Per il mondo era qualcuno, per me era ed è il mondo. L'ho amata da subito, da quando l'abbiamo presa in quello squallido negozio fino al suo ultimo respiro, e l'amerò fino a quando avrò fiato...

Sai, oggi provo gratitudine. Gratitudine per averla avuta al mio fianco, per ogni istante vissuto insieme, per tutto ciò che mi ha insegnato. E per quanto io abbia cercato di dimostrarle il mio amore in ogni modo possibile, non so se sono mai riuscito ad amarla quanto lei ha amato me, lei che non parlava la mia lingua ma comprendeva il mio cuore meglio di chiunque altro.

A Kira, con amore infinito

Grazie, Kira.

Per ogni sguardo, ogni corsa, ogni silenzio condiviso. Per avermi insegnato la pazienza, la fedeltà, la capacità di amare senza riserve. Per avermi accompagnato nei giorni più bui e avermi dato un motivo per sorridere anche quando non ne avevo voglia. Sei stata la mia ombra, la mia forza, la mia più grande certezza.

Mi hai insegnato che l'amore vero non ha bisogno di parole, che la felicità si trova nelle piccole cose e che la compagnia più preziosa è quella di chi ti capisce senza bisogno di spiegazioni. Hai saputo leggermi dentro, sei stata la mia ancora nei giorni difficili, la mia compagna di viaggio nelle giornate luminose. In te ho trovato una lezione di lealtà che nessun essere umano avrebbe potuto insegnarmi.

Grazie per avermi amato con una purezza che solo un'anima sincera come la tua poteva donarmi.

Oggi il mio cuore è più ricco perché tu ne fai parte.

Sei stata, sei e sarai sempre con me.

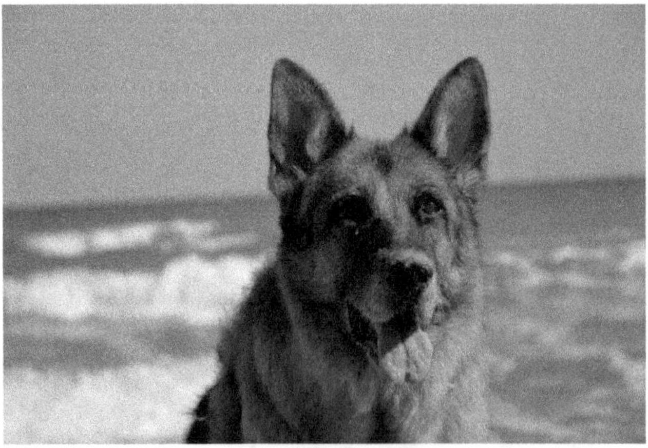

CONCLUSIONE

Siamo giunti alla fine di queste pagine, un viaggio tra il racconto della parte più bella della nostra vita (quella insieme a Kira), e informazioni che possono essere utili per il processo di guarigione. Questo libro non è stato scritto per darti risposte preconfezionate, perché il dolore non si risolve con una formula magica. È stato scritto per offrirti uno specchio in cui guardarti senza paura, per accompagnarti in una riflessione che va oltre la perdita e tocca il senso più profondo della vita con un cane.

In questo libro magari hai trovato molte idee, spunti di riflessione e modi per affrontare il lutto, ma ti invito a scegliere e far tuoi solo i contenuti che senti giusti per te, quelli che risuonano con il tuo cuore e che possono davvero aiutarti nel tuo percorso.

Per me, scrivere questo libro è stato un processo intenso e a tratti struggente. Ho pianto. Mi sono fermato. Ho sorriso. Perché il lutto è questo: un'altalena di emozioni che bisogna vivere senza paura. Ho ripercorso ricordi preziosi e momenti difficili vissuti con la mia amata Kira, e non nego che molte lacrime sono scese lungo il cammino. Ma sapere che queste pagine potrebbero portare conforto a chi, come me, ha perso un amico speciale, mi ha dato la forza di andare avanti.

Kira resterà per sempre con me, nel mio cuore e nei miei ricordi, e questo libro è anche un modo per onorare il legame straordinario che abbiamo condiviso.

Grazie di cuore per avermi permesso di accompagnarti in questo viaggio. Ti auguro di trovare serenità, forza e, soprattutto, amore lungo il tuo percorso. E sappi che, ovunque si trovi il tuo amico a quattro zampe, il suo amore non finisce con l'ultimo respiro, ma si mescola all'aria, si intreccia ai ricordi e resta nel tuo cuore per sempre!

Con affetto e vicinanza.

Giuseppe e Kira

Se queste pagine ti hanno aiutato, anche solo in minima parte, ti chiedo un piccolo, grande favore: condividi la tua esperienza con una recensione su Amazon esponendo cosa ti è piaciuto o ti è stato utile. Non solo sarà un gesto di grande supporto per me, ma potrebbe aiutare anche altre persone che, come te, stanno affrontando il dolore di una perdita così importante.

Vai sul link di seguito per lasciare una recensione.

https://2ly.link/26gxj

RINGRAZIAMENTI

Un grazie speciale a Valentina, mia moglie, che è sempre al mio fianco e mi sostiene in ogni momento della vita, dandomi la forza di affrontare anche le prove più difficili. Il suo amore e la sua presenza sono stati essenziali nel mio percorso di elaborazione del lutto.

Grazie a Lilla, che con la sua semplice presenza ci ha aiutato ad affrontare questo triste momento, attenuando quel vuoto che sembrava insopportabile. Lei non ha fatto nulla di straordinario, ma c'era. Ed è stato proprio il suo esserci a ricordarci che l'amore continua, che la vita va avanti e che dobbiamo andare avanti anche noi per amore di chi non c'è più.

Grazie a tutti gli amici che hanno condiviso momenti di gioia con Kira, che l'hanno amata e che, in qualche modo, hanno fatto parte della sua storia.

Grazie ai parenti che l'hanno accolta come un membro della famiglia, dimostrando che il legame con un cane può essere tanto profondo quanto quello tra persone.

Un ringraziamento di cuore a tutti i veterinari (Giosito, Francesco, Paola, Giuseppe, Antonella) che, nel corso degli anni, si sono presi cura di lei con professionalità e dedizione, accompagnandoci nei momenti più belli e soprattutto in quelli più difficili.

E infine, grazie a tutte le persone che vedono nei propri cani dei compagni di vita, che li amano e li rispettano per ciò che sono.

BONUS

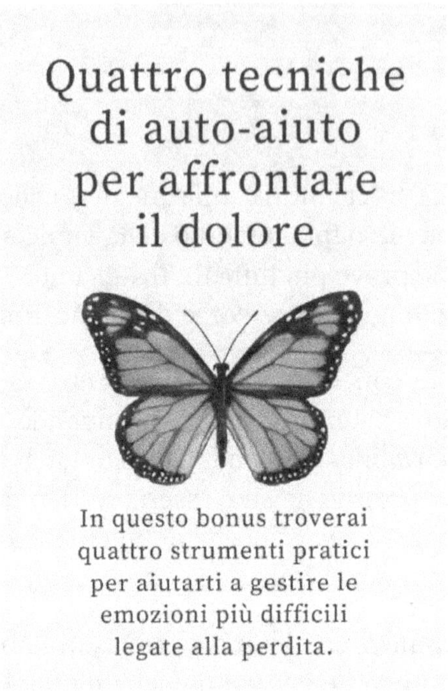

BONUS AUTO-AIUTO

RIFERIMENTI BIBLIOGRAFICI

Libri e pubblicazioni scientifiche

Elisabeth Kübler-Ross (1969). *On death and dying*

Testoni, I., et al. (2023). *Validation of the HHHHHMM Scale in the Italian Context: Assessing*

Pets' Quality of Life and Qualitatively Exploring Owners' Grief. Animals, 13(6), 1049. DOI:

10.3390/ani13061049

Uccheddu, S., et al. (2022). *Domestic dogs (Canis familiaris) grieve over the loss of a conspecific*

Scientific Reports, 12, 18642. DOI: 10.1038/s41598-022-23156-0

Bekoff, M. (2019). *Canine Confidential: Why Dogs Do What They Do*. University of Chicago Press

Pieretti, G. (2020). *La psicologia del lutto: percorsi di elaborazione della perdita*. Franco Angeli

Morelli, L. (2018). *Amici per sempre: il legame tra uomo e cane e come affrontare la loro perdita*. Sperling & Kupfer

Emanuelli, L. (2021). *Non ti scordar di me: la psicologia della perdita di un animale domestico* – Edizioni Mediterranee.

Coren, S. (2012). *The Wisdom of Dogs: How to Understand Your Best Friend*. Free Press

Vidal L. (2021). *Aspettami nell'arcobaleno: come affrontare la perdita del tuo animale domestico*. Independently published

Storchi Enrico M. (2024). *Aspettami al Ponte dell'Arcobaleno: come superare il dolore per la perdita del proprio cane.* Independently published

Neurofeedback: A Comprehensive Review on System Design and Clinical Applications. Biomedical Journal, 39(3), 218-230

Francine Shapiro (2017): *Eye Movement Desensitization and Reprocessing (EMDR): Basic Principles, Protocols, and Procedures.* The Guilford Press

Social media e comunità online

Facebook Community: "Il Ponte dell'Arcobaleno"

Facebook Community: "Grief and support for loss of a beloved pet"

Facebook Community: "Aspettami al Ponte dell'Arcobaleno"

Facebook Community: "Il mio cane parla"

Facebook Community: "L' arcobaleno di Ynga"

Facebook Community: "Il mio cane è Leggenda"

Facebook Community: "La casa di Tobia, di Kira e di Cihuo"

Facebook Pagina: Zampamica

www.ingramcontent.com/pod-product-compliance
Lightning Source LLC
LaVergne TN
LVHW051357061026
849535LV00009B/3225